AF509481

VITALIDAD

SIN

LIMITES

VITALIDAD SIN LIMITES

"Conseguir tu máximo potencial físico, mental y emocional depende tu energía vital, con tu vitalidad alta podrás afrontar cualquier desafío de la vida"

SONIA LORENZO

Título: *Vitalidad sin límites*
© 2019, Sonia Lorenzo Suárez

Autoedición y Diseño: 2019, Sonia Lorenzo Suárez
blasment@lavillaromatica.com

Primera edición: mayo de 2019
ISBN-13: 978-84-09-10346-1

ÍNDICE

Dedicado a todas las personas que día a día superan sus propios límites, a aquellos que quieren romper moldes formados en su mente…

A Lucky por formar parte de mi vida SIEMPRE y por ser el AIRE que me impulsa y me calma a la vez. Por muchas vidas más.

A mi grupo de Mentoría BEST SELLER que me habéis sostenido durante todo el proceso de escritura de esta trilogía.

Lain gracias por abrir la puerta

Deepak Chopra relata en su libro *"La receta de la Felicidad"*:

"Nuestro estado natural se caracteriza por la alegría, la tranquilidad y la realización espontánea. Cuando no experimentamos este estado es porque hay contaminación en nuestro cuerpo o en nuestra mente. Dicha contaminación puede ser el resultado de emociones, relaciones o hábitos tóxicos, así como de sustancias tóxicas. Todos estos han echado raíces en la mente como resultado del condicionamiento. Por lo tanto, la solución a la toxicidad está donde la mente ha perdido su estado natural. Este condicionamiento empieza muy temprano en la vida. Los primeros síntomas son emociones tóxicas como la ira, la ansiedad, la culpa y la vergüenza. A medida que crecemos aparecen la baja autoestima, las relaciones tóxicas y los desequilibrios en nuestro estilo de vida. Para desintoxicar tu vida debes dar marcha atrás a todo este condicionamiento"

¿POR QUÉ DEBES GANAR VITALIDAD?

"De todas las luchas, la más dura y la más complicada es la que uno mantiene consigo mismo"

Ana llega a casa después de un día de trabajo, se ha levantado temprano, ha hecho todas las tareas domésticas, ha llevado a los niños al colegio y ha trabajado todo el día. Hoy no le apetecía ir al gimnasio y se ha ido a casa directamente.

Ana está literalmente agotada. Entre una cosa y otra se acuesta tarde otra vez y al día siguiente, ya está cansada desde que se levanta. Y aún le quedan días por delante…

Físicamente ha notado un cambio importante en su cuerpo a partir de los cuarenta años, nota retención de líquidos y tiene grasa en zonas donde antes no tenía y la piel tampoco tiene la coloración que tenía, pero donde más ha notado el cambio es a nivel mental.

No tiene ganas de hacer nada, le entusiasman muy pocas actividades por no decir ninguna. Poco queda de aquella chica que con 20 años quería comerse el mundo y tenía ideas brillantes para su futuro.

Cada vez está más desconectada de sí misma y ve menos salida porque se encuentra con poca fuerza vital...

Se acuerda mucho de las frases que oyó de su abuela y de su madre y que ya empieza a repetir: a partir de cierta edad ya no es lo mismo, fisicamente te encontrarás peor...hasta está empezando a fallar en cuestiones de concentración y memoria...

¿Te suena de algo la vida de Ana? ¿Te identificas con ella?

Tú naciste con una naturaleza determinada y en equilibrio. Tu estado natural debe ser la salud, el bienestar y la vitalidad.

Este bienestar, si es que lo has perdido, lo alcanzarás otra vez cuando ganes vitalidad. El hecho de que comprendas este paso es fundamental para mejorar tu energía a nivel físico, mental y/o emocional, porque la verás reflejada en todos estos ámbitos.

Este es el motivo de por qué las dietas y ciertos tratamientos milagro funcionan sólo a corto plazo. Después de un tiempo disminuyen drásticamente tu vitalidad y ese hecho es insostenible a largo plazo y lo único que te generan es ansiedad.

Investigaciones recientes nos demuestran que los efectos generales de la pérdida y recuperación de peso son peores que los efectos del sobrepeso en sí.

Tu estado natural y saludable es estar vital y energético/a. Tú eres perfecto, sólo tienes que eliminar de tu vida todos aquellos hábitos y rutinas que provocan pérdida de energía y no te aportan vitalidad.

"¿Te has preguntado alguna vez por qué en la era de las maravillas de la medicina moderna nuestra salud se está deteriorando tan drásticamente?"

El dolor, la fatiga crónica, el insomnio, la hipertensión, trastornos cardíacos, cáncer, enfermedades autoinmunes…son habituales en todos los países del mundo, provocando un dolor increíble a nivel personal y social.

Te imaginas levantarte un día pleno/a de vitalidad, dando gracias por todo el día que te queda por delante, un día entero para hacer cosas que realmente te llenan, para disfrutar con tus seres queridos, para tener conversaciones interesantes, para hacer el deporte que más te guste, para leer ese libro que te tiene en vilo, para escribir, para pintar, para escuchar música, para compartir tus conocimientos…Recuerdas que es muy parecido a lo que experimentabas cuando eras un niño/a y tu vitalidad estaba disparada! Cuando te metías en la cama tenías la sensación de haberlo dado todo. ¿Hace mucho tiempo que no sientes esa misma sensación?

Yo te mostraré cómo tener vitalidad todo el día para desarrollar tareas que te aporten más energía, no que te la consuman y te mostraré cuál es el mejor combustible para ti. Piensa en tu cuerpo como un vehículo en el que viajas, te tiene que durar todo el camino. ¿A que si a un coche diesel le echas gasolina no anda? Pues tu tienes una naturaleza primordial y hay una serie de alimentos y rutinas que van a favorecer tu energía y otras que no te aportan combustible ninguno o el que no es adecuado para ti.

Descubrirás a lo largo de estas páginas multitud de herramientas para multiplicar tu vitalidad! Te lo aseguro.

Voy a ir al grano nada más empezar. **En primer lugar, el principal problema es cuando al vehículo, en vez de combustible le aplicas veneno.** Estas sustancias que no sólo no te aportan nada de energía sino que te la consumen, son los tóxicos a los que estás expuesto/a. Pero de este tema hablaremos mucho a lo largo del libro. Para ganar vitalidad, debes restringir los tóxicos de tu vida y eliminar los que produces, ni más ni menos.

Para eliminar los agentes tóxicos de tu vida, debes saber primero qué se considera un tóxico y cómo desintoxicar tu propio organismo. Todos estos pasos te los iré describiendo a lo largo del libro. Estos pasos son los que aumentarán tu vitalidad por encima de límites que nunca habías ni siquiera sospechado. Te llevarás muchas sorpresas con respecto a este tema.

¿Sabías que el mayor agente tóxico de tu cuerpo son tus pensamientos?

Pues sí y son muy peligrosos porque tú eres el productor y como no depures la fábrica, los pensamientos saldrán siempre alterados.

Obtienes fuerza, coraje y confianza con cada experiencia en la que realmente te paras a mirar el miedo a la cara.

Eleanor Roosevelt

En segundo lugar, debes conocer tu naturaleza y saber qué alimentos, rutinas o ejercicios te llenan de energía y cuales te desgastan o en el mejor de los casos no te aportan nada. La clave reside en recuperar el equilibrio perfecto con que la naturaleza te dotó al nacer. A lo largo de este libro irás redescubriendo todas esas rutinas que favorecen tu naturaleza esencial y que podrás incorporar paulatinamente para sentirte poco a poco más vital.

Volverás a conectar con tu energía física, mental y emocional y descubrirás las claves de tu propio bienestar.

Todos los recursos con los que cuentas para mantener o recuperar tu vitalidad están en ti y manteniendo tu energía plena aprovecharás todo el poder curativo innato que reside en tu interior.

No a todas las personas nos sientan igual los mismos alimentos ni las mismas rutinas. Conociendo tu naturaleza, sabrás exactamente qué es lo que favorece tu equilibrio primordial y qué es lo que te resta vitalidad y energía.

¿Sabes lo que respondió Miguel Ángel cuando le preguntaron cómo había esculpido su obra David?

– David ya estaba en ese bloque de mármol yo tan sólo quité lo que sobraba.

Tu eres perfecto, quita todo lo que sobra de tu vida para volver a serlo.

En este libro no te encontrarás contando calorías, privándote de alimentos que te gustan ni agotando tu cuerpo físico exageradamente para consumir calorías.

Si conectas con tu naturaleza interior, volverás a conectar con tus ritmos naturales que son los que te proporcionarán salud y equilibrio.

Y esta naturaleza es ÚNICA, la proporción de todos los elementos que forman tu cuerpo físico, mental, emocional y energético, son solamente tuyos.

En la vida estás continuamente impactado/a por situaciones de diversa índole física, emocional o mental, mantenerte en equilibrio con tu propia naturaleza, te proporcionará recursos en todo momento para que puedas gestionar mucho mejor los mecanismos que mejoran tu vitalidad y bienestar.

Si estás con la energía por los suelos y tienes que enfrentarte a un desafío físico o mental, tu organismo se desestabilizará muy fácilmente y tú no

sacarás los recursos que están a tu alcance para afrontar la situación.

Mejorando tu físico te encontrarás mucho más ligero/a y con vitalidad para realizar los rituales y afrontar así cualquier desafío emocional o mental que se te presente en la vida.

El cuerpo físico es tu parte material y el organismo invierte mucha energía para mantener su equilibrio. Si toda tu energía está destinada a reequilibrar el cuerpo físico ¿cómo crees que te encontrarás a nivel mental? Agotado/a y sin ganas de hacer nada y emocionalmente irascible.

Estarás de acuerdo conmigo en que si tienes un dolor, tu mayor prioridad es evitar el dolor, no estás ni para meditar ni para gestionar tus emociones.

Si no mejoras tu físico tendrás cada vez más síntomas que atender y tu atención plena estará centrada en el cuerpo, dejándote llevar continuamente por emociones de las que no eres ni siquiera consciente y que te restan libertad, pues te conviertes en un ser totalmente reactivo a tu entorno. Pierdes hasta la capacidad de elegir si quieres o no estar bien.

Vuelvo otra vez al ejemplo del coche porque muchas personas cuidan mejor a su vehículo que a su propio cuerpo físico. ¿Qué le ocurriría a tu coche si en vez de gasolina le echaras azúcar, queroseno, gasolina, gasóleo, dioxina…? ¿Y si no le cambiaras el aceite cada cierto tiempo ni sus filtros? ¿Y qué le ocurre cuando lo tienes aparcado durante un período de tiempo largo y después lo quieres arrancar? Pues que le das gas y no arranca. Tienes que intentarlo varias veces antes de que encienda y podrá tener problemas derivados de no rodar durante un tiempo.

Tú al igual que el coche requieres un mantenimiento constante, revisiones periódicas, tienes que tener un combustible adecuado para poder circular sino te costará arrancar.

La vida en sí es tóxica, la respiración, los procesos metabólicos y la producción de energía del organismo, produce tóxicos. En tu mano está limpiar tu organismo de estos tóxicos y no aportar voluntariamente más al interior de tu cuerpo.

Vuelve a leer si lo necesitas, la primera parte de **"Tu Pasaporte Aromático"** en dónde la responsabilidad, la confianza y el compromiso son las premisas fundamentales para obtener los resultados que quieras, en este caso ganar vitalidad física que te llevará a la vitalidad mental y emocional.

Si has hecho el ritual de los siete días descrito en **"Tu Pasaporte Aromático"** ya habrás experimentado mayor vitalidad porque has conectado con tu respiración y te has empapado de la energía de los aceites esenciales. Sólo dedicando esos 10 minutos al día a conectar contigo mismo/a, ya habrás notado cambios en tu sistema energético. Si ya has hecho alguno de los rituales de 40 días, habrás sentido cambios muy significativos en tu energía vital y es que los aceites esenciales son pura vida y nos la insuflan con cada inhalación y queda impregnada en nuestras células.

Pero en este libro quiero ir un paso más allá, quiero que tú mismo/a puedas experimentar la vitalidad plena física, mental, energética y emocionalmente para tomar tú las riendas de las actividades que quieras realizar en tu vida.

Comprenderás si sigues los pasos que te marco a lo largo del libro, el significado de estar y de sentirte vital.

Este concepto igual lo tenías sólo con respecto al cuerpo pero yo quiero mostrarte otro tipo de vitalidad.

Aquella que experimentarás por ti mismo/a y que te llevará a la vitalidad mental y te volverás una persona más entusiasta, más centrada, con más capacidad de dar lo mejor en cada momento…porque tu dominarás ese flujo energético, no te dominará él a ti.

Tengas la edad y las circunstancias que tengas, el cambio de mentalidad está dentro de ti.

Tú decidirás si cambias ciertas rutinas que te debilitan y adquieres las que te fortalecen o no. Nadie más que tú puede hacerlo. Esta es una decisión que tomarás momento a momento.

Por eso el compromiso, la responsabilidad y la confianza son factores imprescindibles para subirte a bordo del barco de la vitalidad! Repásalos si es necesario y compromete contigo mismo/a porque si no te implicas, no verás resultados y reforzarás tu creencia de que tu estado normal es sentirte poco vital y así irás contagiando al mundo y a las generaciones venideras.

No te conviertas en una víctima de tus propias creencias. No te das cuenta de que tu propia manera de pensar te está limitando totalmente.

Por no deshacerte del personaje que te has montado hasta ahora y que te ha llevado a la situación en la que estás, sigues con tus mismos roles, tus mismos pensamientos que te llevarán a unas acciones y a unos resultados iguales a los que has tenido hasta ahora.

Si, es una cuestión de creencias el hecho de que te hayas resignado a sentirte poco vital. Tú lo crees así, por eso lo manifiestas. No te das cuenta de que te está limitando!

¿Cuál es tu excusa para mantener esa creencia?¿La edad?¿La familia?¿El trabajo?

¿Cuál es tu excusa?

Para hacerte consciente de este proceso debes conectar con tu ser interior y esto pasa por eliminar todo "el ruido" que tienes en tu mente y en tu cuerpo.

Si lo más denso que es tu cuerpo físico está intoxicado, lo más sutil que son tus pensamientos también lo estarán. Y recuerda que tus pensamientos son los que te provocan una emoción que te lleva a una acción que desemboca en un resultado.

Desintoxica tu organismo para lograr unos resultados diferentes.

Daniel Reid en "***El Tao de la salud, el sexo y la larga vida***" describe así el proceso de desintoxicación del organismo:

"*El principio esencial consiste en luchar contra los efectos debilitantes y mortales de los venenos medioambientales y la autocontaminación con un antídoto rejuvenecedor y que desafía a la muerte: la higiene personal y la autopurificación. Un régimen habitual de autodepuración no tiene más objeto que mantenerse unos cuantos pasos por delante del proceso inexorable de la contaminación y el deterioro. El envejecimiento no es sólo una cuestión de tiempo, sino que es la velocidad a la cual permitimos que decaiga nuestro cuerpo en un período determinado.*"

MÁS JOVEN CON 5 AÑOS MÁS

"MI PROCESO DE REJUVENECIMIENTO"

Acabo de impartir una formación de 9 horas intensivas en las que sólo paramos una hora para comer. Llego a casa y escribo todo lo relacionado con la formación, publico en mis redes sociales el evento, respondo a varios mensajes que se acumularon a lo largo del día, escribo las posibles mejoras que puedo introducir, leo, medito y me duermo tranquilamente con la certeza de que he estado plena de energía este tiempo de formación y que aunque voy a introducir mejoras, éstas son cada vez más para alcanzar la excelencia a la hora de transmitir lo que voy estudiando y experimentando. Me insufla de energía hablar sobre "Mi pasaporte aromático" relatar cómo utilicé los aceites esenciales para transitar todos los desafíos que me ha presentado la vida.

Lo mismo me ocurre a día de hoy con las largas sesiones que transcurren en mi mesa de trabajo para escribir estos libros. A menudo son sesiones largas en tiempo y en intensidad, lo cual aumenta mi propia energía en vez de mengüarla. Paso fines de semana enteros, con mis rituales aromáticos, compartiendo en redes sociales, escribiendo y realizando rutinas para seguir manteniendo esta intensidad.

Al día siguiente de las formaciones y de las largas sesiones de trabajo estoy a tope de energía otra vez para continuar con mi proyecto.

Esta situación no ha sido siempre así. Antes mi realidad era diferente y después de un día de formación intensiva, acababa hecha polvo y ni al día siguiente me recuperaba. Me encontraba literalmente agotada y al llegar a casa no tenía energía ni para pulir posibles mejoras sobre la formación ni para leer...a veces estaba tan cansada que ni podía conciliar el sueño...y al día siguiente me levantaba con la energía por los suelos.

Entre una realidad y otra pasaron cinco años, en los que parece que en vez de cumplir años los he ido restando. Me siento infinitamente más vital ahora que hace cinco años.

Cuando en 2013 mi mundo se desmoronó por completo, cuando perdí a mi hermana Rosana, mi energía estaba por los suelos. Pasé un tiempo en " Stand by" tal y como relato en "Tu pasaporte Aromático" pero cuando me volví a enganchar a la vida en 2014 y ese dolor fue remitiendo paulatinamente gracias a todo el proceso que pasé acompañada de los aceites esenciales, comprendí que tenía que cambiar muchas cosas de mis rutinas diarias para mejorar mi físico y estar plenamente alerta y con energía a nivel mental.

Cuando estudié Aromaterapia en París, la persona que me impartía las clases era Pierre Franchomme que además de una eminencia en el mundo de la Aromaterapia, es un hombre que por aquel entonces tenía 70 años. Las clases eran 4 días intensivos de 9-19h y yo alucinaba viendo la energía que tenía desde primera hora hasta última hora de la tarde...

Yo con más de 30 años menos que él no le llegaba ni a la suela del zapato a nivel energético. Esta situación promovió que yo quisiera mejorar mi físico para multiplicar mi energía y así poder aprender y experimentar doblemente. Me ilusionó ver a Pierre con aquella energía vital y me dije a mi misma que si él podía yo también.

Todo el recorrido que relato en "Tu Pasaporte Aromático" lo hice realizando un cambio brutal en mis rutinas físicas, aromáticas, alimenticias y en todo lo que tenía que ver con mis hábitos de vida.

Te sorprenderá ver la simpleza de las rutinas que debes cambiar que además te servirán para conocerte mejor a ti mismo/a y para respetar tu naturaleza primordial.

Este cambio en mis rutinas físicas hizo que mi físico también cambiara radicalmente. El cambio es palpable y para eso están las fotos de antes y después... pero lo que te quiero resaltar y lo que quiero que comprendas es que el verdadero cambio vino a nivel energético. Mi energía se multiplicó literalmente y mejoré en todos los sentidos y este hecho fue el que trajo consigo el resto de los cambios emocionales, mentales y físicos.

Anteriormente he realizado alguna dieta en la que había bajado 8 kilos en un par de meses, el cambio físico estaba claro pero a nivel energético estaba por los suelos. Me encontraba contando los días para que acabase aquello para volver a mi vida "normal" y ya sabéis qué pasa cuando vuelves a la normalidad… que el peso también lo hace.

Comprendí que no era una cuestión de peso sino de energía.

Al leer estas páginas y saber cómo yo lo hice y cómo yo lo transmito, comprenderás que para empezar a mejorar tu vida y tus pensamientos, tu cuerpo físico es una herramienta importantísima. Sin vitalidad en lo físico, no hay vitalidad ni en lo emocional ni en lo mental.

Te sorprenderá lo sencillo que se transita el camino con los aceites esenciales porque comprenderás de primera mano que son los mejores catalizadores energéticos que existen, contarás con un apoyo incondicional para llevar tu energía al máximo nivel.

Creo sinceramente que no podría haber hecho este cambio radical sin ellos. La energía con la que te sostienen y que te aportan, no es comparable a ningún producto ni técnica. Los aceites esenciales te facilitarán cambios a todos los niveles de tu vida. Te ayudarán en lo físico pero te despejarán tu mente que es más importante para sostener el resto.

Sé que no es fácil de entender si no lo has experimentado. Lo sé porque yo también estuve como tu sentada en un sillón leyendo un libro como este que me contaba cosas parecidas a las que yo te narro ahora.

Sé que tu mente y tus creencias te están diciendo que dudes. Yo te invito a que hagas un ritual aromático, no lo pienses. Hazlo. Y después de 40 días, desde tu experiencia, evalúa tú mismo los cambios que se han producido en tu interior.

Todo el trabajo que realices en tu interior se reflejará en el exterior, debes tomar las riendas de tus hábitos, debes comprometerte con mejorar a todos los niveles para obtener tu mejor versión física, mental y emocional.

¿Quieres saber por qué el cuerpo físico es importantísimo para ganar vitalidad?

La siguiente alegoría te va a sacar de dudas.

ALEGORÍA DEL CARRUAJE

Esta Alegoría la leí en un libro de **Jorge Bucay** y a ella hace alusión **Annie Marquier** en su trilogía "El poder de elegir" Compara tu cuerpo físico, mental, tus deseos y tus emociones con conducir un coche de caballos.

Este coche de caballos te lo han regalado cuando viniste al mundo. Tienes un cuerpo físico, una mente, unos deseos vitales y unas emociones.

La clave consiste en darle el valor que tiene a cada área para que permanezca todo el conjunto en equilibrio.

Cuando te montaste en el vehículo, cuando naciste, te acomodaste a él, le sacaste brillo, lo alimentaste bien, creciste, estableciste tus raíces…pero al tiempo de permanecer en el mismo sitio, necesitaste relacionarte, ver otras cosas por la ventana. Ver lo mismo siempre te aburría…Te faltaba movimiento para explorar otros lugares…El vehículo tenía que moverse. Y así surgieron en ti las pasiones, los deseos, los impulsos…y exploraste, viajaste, experimentaste…el vehículo se rompió varias veces por ir desbocado…parece que hasta alguna vez habías perdido el control…y decidiste darle poder a una parte de ti que manejaba bien este vehículo para que no se desbocase. Esta es la figura de un conductor profesional.

Te cuesta para el vehículo para que se monte el consulte pero a trancas y barrancas lo logras.

Y así viajas con un conductor que te va guiando que es tu mente, con unos caballos que le dan impulso al vehículo que son tus deseos y que si manejas bien estos factores, el viaje se convierte en placentero.

El vehículo en el que viajas es tu cuerpo físico, que tiene que permanecer en perfecto estado para el viaje porque si no arranca, NO HAY VIAJE. No nos cambian de vehículo en mitad del trayecto, siempre será el mismo y si te dejas desbocar por los caballos (emociones, deseos…)puedes acabar en la cuneta con el vehículo destrozado, pero son los caballos los que te hacen moverte ¿me hago entender?

El conductor es el que tiene que conducir a estos caballos para que no acabéis todos en la cuneta y es el que tiene que impulsar el movimiento y manejar la velocidad para que el trayecto dure mucho tiempo y sea un VIAJE ALUCINANTE.

No puedes descuidar a ninguna de las figuras de este viaje porque las tres partes son necesarias y complementarias.

El conductor evalúa el camino a seguir y los que tiran del vehículo son los caballos que también deben ser alimentados y tratados correctamente. El mayor mimo lo tendrás con el vehículo en sí, lo cuidarás y le darás el mejor alimento y brillo porque sin él NO HAY VIAJE, te pasarás la vida intentando restaurarlo, gastando energía y recursos en que esté en las mejores condiciones.

En este libro te enseñaré como mantener el vehículo en perfecto estado, reluciente para el viaje, pleno de energía para alimentar a los caballos y al conductor.

¿Iniciamos este MARAVILLOSO VIAJE?

LA IMPORTANCIA DE LA VITALIDAD EN TU CUERPO

"El cuerpo es el templo de la vida. La energía es la fuerza de la vida. El espíritu es el gobernador de la vida. El desequilibrio de uno de ellos daña a los otros tres. Cuando el espíritu asume el mando, el cuerpo lo sigue de forma natural y esta disposición beneficia a estos tres tesoros. Cuando sólo el cuerpo dirige, el espíritu lo sigue y eso daña a los tres tesoros."

Clásico Sen Tse, siglo I a.c.

Los tres tesoros a los que se refiere en el texto anterior son: **la esencia (cuerpo físico), la energía (Qi, Prana, Energía vital...) y el espíritu (Alma, Universo, Dios...).** Esta es la base de la bioenergética que engloba Medicina China y Ayurveda, cuyas bases te mostraré más adelante.

El primer punto que debes tener en cuenta en este momento es que ganar vitalidad es una elección que debes hacer sinceramente y con la que te tienes que comprometer.

Repasa el capítulo de " El factor Compromiso" y del "Factor responsabilidad" de **" Tu Pasaporte Aromático"** y comprométete con mejorar tu energía vital.

Este punto comprenderás que es fundamental, ya que el aumento de tu vitalidad es una carrera en la que tú mismo/a puedes allanar el camino o llenarlo de obstáculos. Y ten claro que eres sólo tú el que va a realizar esta acción, nadie del exterior lo hace. Los inconvenientes que te puedas ir encontrando puedes percibirlos como escalones o como obstáculos: tú eliges… El exterior sólo te aportará excusas que tú eres libre de dejarte llevar por ellas o no.

¿Sabías que cada cinco días se forma una nueva pared en el estómago, que tienes una piel nueva cada cinco semanas, que el esqueleto que parece tan sólido, lo renuevas cada tres meses, que perduran mucho más los hepatocitos (células del hígado): entre seis meses y un año, el hígado es de hecho un órgano diferente al pasar este tiempo y aunque los hepatocitos son las células que producen la bilis (esencial en la digestión intestinal de las grasas), sus principales funciones son metabólicas: tienen su sede en ellas innumerables procesos metabólicos cuyo ámbito de influencia es el conjunto del organismo.

En resumen, **en un año completo el 98% de los átomos que conforman todo tu organismo se renuevan completamente.**

No te maravilla pensar en como los trillones de células que componen tu cuerpo físico, se ocupan diariamente de intentar mantener el equilibrio para que estés sano/a. ¿No te parece una auténtica obra de arte y de ingeniería a la vez?

Para que esta obra de arte funcione a la perfección, debes mantener la energía vital elevada sino trabajará con la mitad de rendimiento.

Debes también tener claro que todos estos procesos de renovación de tu organismo, crean toxinas en sí mismos. Cuando las células musculares generan energía, dejan una serie de tóxicos resultado de la combustión, lo mismo que pasa cuando quemas un papel y quedan las cenizas…Cuando se crean células nuevas como viste anteriormente, las células viejas quedan como un residuo que el organismo debe eliminar.

Si tu organismo está perfectamente sano, producirás toxinas y las eliminarás sin problema y sin gasto energético añadido. Estarás vital porque no acumularás estas toxinas en tu organismo.

El problema viene cuando estas toxinas se reúnen y se acumulan en el cuerpo, consecuencia de una sobrecarga tóxica o del deterioro de los sistemas de eliminación del organismo.

En el capítulo siguiente conocerás dónde se acumula toda esta carga tóxica!!!

Hay tres factores fundamentales a tener en cuenta a la hora de mantener tu vitalidad elevada y mantener el equilibrio y que voy a desarrollar a lo largo del libro:

- **Lo que piensas.** Tus pensamientos son los que te llevarán a tus emociones, éstas a tus acciones y, por último, tu acciones te llevarán a tus resultados. Enfoca bien tus pensamientos para lograr el resultado que deseas. Trabaja con las bases que propuestas en " **Tu pasaporte Aromático"** para mejorar tus pensamientos. Limpia todo lo que no te aporta más que residuos en tu organismo. Deja entrar sólo lo bueno, lo esperanzador, lo positivo, lo que te ayude a mejorar, céntrate sólo en las acciones y en los pensamientos positivos y éstos se multiplicarán. Sella **"Tu Pasaporte Aromático"** las veces que lo necesites para llegar a integrar este concepto, para limpiar todo lo que te nubla la vista de tu objetivo principal, que es vivir la vida plenamente.

- **Lo que te mueves**. La vida es movimiento. La energía vital hay que movilizarla para obtener más de ella. Sin movimiento hay estancamiento y las toxinas se almacenan en tu cuerpo, haciendo que tu terreno se vuelva poco saludable para las células. Todo el día estás generando toxinas, fruto de los millones de reacciones que se producen en tu organismo para producir energía, impulsos nerviosos, movimientos musculares… si además sumas más toxinas a este circuito, tendrás más probabilidades de tender a acumularlas y si además no promueves las acciones adecuadas para impedir su estancamiento, tu organismo almacenará cada vez más estas sustancias de las que comen tus células. Este concepto te lo explicaré mucho más a continuación y no te quedará ninguna duda.

- **Lo que introduces en tu cuerpo.** Aunque te muevas, respires correctamente y pienses correctamente si sólo introduces tóxicos en tu cuerpo, tu sistema energético estará continuamente "trabajando" para eliminar esas toxinas que has introducido porque no le sirven absolutamente para nada. Cuando tomas conciencia de esto, introducir tóxicos en tu cuerpo no te va a resultar nada gratificante, te lo aseguro.

¿Empiezas a entender que tu cuerpo funciona al unísono: físico, mente, emoción y energía?

Para que lo entiendas mejor te voy a explicar la importancia de mantener limpio el área de donde comen tus células porque ¿cómo crees que estarías si sólo te alimentases de materiales tóxicos?

Vamos allá.

¿SABES QUE TU VITALIDAD DEPENDE DEL TERRENO DEL QUE COMEN TUS CÉLULAS?

"Es mucho más importante saber qué persona tiene la enfermedad que qué enfermedad tiene la persona"

Hipócrates

Todo tu organismo está compuesto por 4 elementos primordiales que son carbono, hidrógeno, oxígeno y nitrógeno, la misma composición de todos los organismos vivos.

Todas las células de tu cuerpo se relacionan entre sí gobernadas por una inteligencia cuya principal misión es mantener el equilibrio.

El organismo trabaja y busca continuamente mantener este equilibrio para garantizar tu supervivencia.

Por ejemplo, cuando te tomas un café, se produce una descarga de adrenalina en el organismo que acto seguido debe contrarrestar el sistema para regresar a su equilibrio. Esto provoca un gasto energético y así ocurre con todas las reacciones en general del organismo.

Todas las células de tu organismo se nutren de un terreno que es clave para mantener el equilibrio.

Este terreno es el resultado de lo que introduces en tu organismo y de los productos de desecho que se eliminan por el propio metabolismo celular.

El terreno biológico se considera como: el conjunto de condiciones genéticas, fisiológicas, tisulares y humerales consideradas desde el punto de vista de la facilidad más o menos grande que ofrecen al desarrollo de enfermedades. Sin olvidar que el terreno forma un todo, en el que los diferentes componentes están continuamente interaccionando.

El doctor *Alfred Pischinger* (Austria, 1899-1983; médico y padre de la histoquímica) estudió a fondo el medio extracelular y lo bautizó como matriz extracelular (MEC), ya que observó que en realidad es un medio compuesto por un sistema muy complejo de células específicas llamadas fibroblastos, terminaciones nerviosas, capilares sanguíneos, células del sistema inmunitario y diferentes tipos de fibras, todo ello bañado en un líquido orgánico que, además de contener agua, alberga diferentes moléculas (ácidos grasos, aminoácidos, azúcares). **El mismo Pischinger postuló que cualquier alteración de la MEC podría asociarse con el inicio de procesos patológicos (procesos inflamatorios, autoinmunes, degenerativos y tumorales)**

El punto clave para mejorar la vitalidad de tu organismo es eliminar las toxinas que habitan en este terreno del que se nutren las células, potenciando los sistemas de eliminación del organismo y el otra punto clave es eliminar la sobrecarga tóxica a la que sometes al cuerpo.

La recurrente energía que tiene que emplear el organismo en eliminar estas toxinas es un factor fundamental que te está restando esta vitalidad.

¿Te acuerdas que en **"Tu pasaporte aromático"** describí el funcionamiento del sistema nervioso simpático y parasimpático?

El sistema parasimpático es el encargado de regir el sistema inmunitario, de limpiar el organismo de toxinas regulando todos los sistemas de eliminación del organismo y es el que activa los procesos de auto-curación de los que dispones. Este sistema se activa con la relajación y la respiración, de ahí que haga tanto hincapié en este punto a lo largo de mis libros.

El sistema simpático es el que te empuja a la acción, a la lucha, a la huida...los dos tienen que trabajar en perfecto equilibrio y sólo se desarrollan problemas cuando este equilibrio se rompe. En la vida moderna, quizá no dispones de muchos momentos para el descanso y la relajación, sino que estás perennemente en estado de acción, lo que hace que los procesos de auto-desintoxicación se encuentren mermados. El exceso de trabajo, la diversión intensa, los alimento tóxicos, las noticias tóxicas que ves, la sobreestimulación de los sentidos, el tabaco, el alcohol...hacen que vivas en una sociedad desequilibrada hacia un estado de acción y poco descanso físico y mental.

La clave está en el equilibrio, está en no desestabilizar el péndulo hacia un lado solamente. Al igual que tampoco es saludable permanecer en relajación y reposo continuo...Hay que mantener un equilibrio entre acción y reposo para potenciar los sistemas de auto-reparación del organismo, eliminación de toxinas y mejora del sistema inmunitario que es el ejército con el que cuentas para defenderte de sustancias extrañas.

Si mantienes en forma a tus soldados defensivos y les das bien de comer, contarás con la mejor defensa posible que podrá neutralizar cualquier agente extraño que detecte.

Una vez más resalto aquí la función de la Aromaterapia para potenciar este equilibrio. Por medio del olfato y la respiración activarás tu sistema parasimpático potenciando todos tus mecanismos limpiadores y sanadores. Sólo el hecho de inhalar aceites esenciales favorece el sistema de limpieza del organismo y de autocuración.**¿Quieres saber exactamente qué son la toxinas y cómo te restan vitalidad?**

¿QUÉ SON LAS TOXINAS?

¿QUÉ LE OCURRE A TU ORGANISMO CUANDO ESTÁ INTOXICADO?

Las toxinas vienen en algunas formas diferentes, incluidos los metales pesados, y se producen a partir de fuentes naturales y sintéticas. El BPA (o bisfenol A) de los envases de plástico es un ejemplo de una toxina común que a menudo consumimos en nuestros cuerpos.

Normalmente, es tarea de tu hígado eliminar las toxinas de tu cuerpo. Sin embargo, demasiadas toxinas ambientales y dietéticas pueden abrumar tu hígado y bloquear los nutrientes importantes que su metabolismo necesita. El problema principal radica en que haya sobrecarga tóxica en tu organismo.

Los alimentos desintoxicantes ayudan al hígado a lidiar con las sustancias nocivas y los radicales libres que producen, al final del libro encontrarás una tabla con los alimentos y protocolos que te ayudan a eliminar toxinas.

En Ayurveda el concepto de toxina o Ama es global y no afecta sólo a lo físico. **Toxina se considera todo lo que no se ha digerido correctamente, bien sean alimentos, emociones o pensamientos.**

Por este motivo, para eliminar toxinas físicas también hay que eliminar toxinas mentales y emocionales. El estrés, la ansiedad, el nerviosismo, no liberar emociones…son factores que incrementan a la acumulación de toxinas.

Cuando tienes acumuladas toxinas, la eliminación de líquidos y grasa se enlentece siendo más probable que tiendas a acumularlos más fácilmente ya que estos agentes tóxicos, se almacenan precisamente en la grasa.

Si los sistemas de eliminación funcionan correctamente, no hay problemas, las toxinas no se acumulan sino que se generan y se eliminan fácilmente por medio de los órganos de eliminación como son los riñones, pulmones, piel, hígado, sistema linfático…El problema radica en que estas toxinas se acumulen y den, en primer lugar, algún síntoma como los que vas a ver a continuación y después un cuadro más grave.

¿QUÉ SÍNTOMAS TENDRÁS CUANDO TU CUERPO ESTÁ INTOXICADO?

- **Dolor de cabeza.** Este síntoma es incapacitante para llevar a cabo tus quehaceres diarios. Se calcula que la prevalencia mundial de la cefalea (al menos una vez en el último año) en los adultos es de aproximadamente 50%. Entre la mitad y las tres cuartas partes de los adultos de 18 a 65 años han sufrido una cefalea en el último año, y el 30% o más de este grupo ha padecido migraña. La cefalea que se presenta 15 dí¬as o más cada mes afecta de un 1,7% a un 4% de la población adulta del mundo. A pesar de las variaciones regionales, las cefaleas son un problema mundial que afecta a personas de todas las edades, razas, niveles de ingresos y zonas geográficas.

- **Cansancio.** La fatiga física y mental es un signo claro de que tu cuerpo necesita liberarse de toxinas. Recuerda que lo físico afecta a la mente y viceversa por lo que debes revisar tus hábitos en general.

- **Insomnio**. Este es uno de los primeros sí¬ntomas que te indicarán que tu sistema está en alerta para intentar desintoxicarse. La plenitud de la energía del hígado se produce de madrugada y sabes que es el órgano que se ocupa de la desintoxicación del cuerpo. Si está trabajando en exceso, te despertarás entre las 2:30- 5:00 de la mañana y te costará mucho conciliar el sueño.

- **Depresión.** Cuando hay un exceso de toxinas en el organismo, la energía vital está continuamente intentando contrarrestar este exceso. La energía está concentrada en intentar eliminar del organismo toxinas. Todo esto tiene un límite que cuando lo sobrepasas el agotamiento provoca un déficit en esta energí¬a vital que puede desembocar en falta de ganas de vivir. El organismo entra "en letargo"

- **Gases.** Este trastorno se produce principalmente por alimentos que ingieres y por comer deprisa. Esto desemboca en incomodidad, teniendo que tomar infusiones depurativas y cambiar hábitos como el abuso de café, bebidas con gas, verduras crudas de hoja de verde, comer despacio y masticar el doble tomando conciencia de que estás comiendo. Además del alimento que ingieres, la forma en la que comes es fundamental.

- **Bajo sistema inmunitario**. Al igual que expliqué anteriormente, si tu organismo está "inundado" de toxinas, tu sistema energético-defensivo no estará en buenas condiciones de actuar cuando entres en contacto con un virus, bacteria u hongo.

- **Problemas en la piel**. La piel es uno de los órganos de eliminación de impurezas y cuando éstas son elevadas, la piel presenta inflamación, eccemas…Es muy común encontrarse con problemas en la piel derivados de procesos de elevada toxicidad interna.

- **Estreñimiento.** Esta alteración se debe también a unos malos hábitos alimentarios y de estilo de vida. Cuando presentas estreñimiento debes revisar si la dieta es o no rica en fibras y la cantidad de agua que bebes al dí¬a que tenderá a ser escasa. El ejercicio fí¬sico también es fundamental para mejorar la función del intestino. Movilizar mejorará la motilidad del intestino y favorecerá la expulsión de las heces. Revisa tu naturaleza primordial y tus hábitos de vida.

- **Mal humor.** Si en tu naturaleza prevalece la energí¬a fuego, si eres una persona que respondes al estrés con enfado. El mal humor será uno de los primeros indicadores de desequilibrio. El exceso de fuego nubla la mente y no te permite pensar con claridad. Si sufres este síntoma desintoxicar tu organismo es imprescindible para alcanzar más claridad mental, sino tu fuego interior te dominará a ti.

- **Retención de líquidos.** Este sí¬ntoma te muestra que debes revisar tus hábitos de vida, bien alimentarios o bien en cuestión de ejercicio físico. Pasar mucho tiempo sentado/a o de pie o el sedentarismo son hábitos que empeoran la retención de líquidos. Revisa también tu naturaleza en el test dosha porque si tienes un nivel elevada de Kapha, siempre tenderás a acumular líquidos y tendrás que cuidar este factor.

- **Obesidad**. Cada año mueren en el mundo 2,8 millones de personas a causa de la obesidad... Este problema se ha convertido en uno de los principales problemas de salud mundiales. El sobrepeso es el primer paso y es un síntoma que hay que escuchar y que te indica que tu salud se puede ver amenazada.

Estos síntomas son los principales y los primeros que aparecen cuando el nivel de toxinas es elevado en tu organismo. Si se mantiene esta toxicidad en el tiempo, el o los síntomas pueden aumentar en intensidad y duración. Si sigues sin cambiar nada puede desembocar en problemas más debilitantes y que no tienen tan fácil solución sólo con hábitos vidas saludables, sino que tendrás que recurrir a medidas más drásticas.

La gestión de las toxinas requiere de un continuo desgaste energético por parte del organismo que desemboca en fatiga, baja inmunidad, estancamiento de la circulación sanguínea y energética. Con este estancamiento físico y mental es más fácil que afloren enfermedades porque tu sistema inmunitario está activo eliminando las toxinas.

¿Sabes qué sustancias actúan directamente mejorando ese terreno del que se nutren tus células?

Los aceites esenciales.

Enseguida te muestro cómo lo hacen.

> La única solución para eliminar toxinas del organismo es la depuración y eliminar la sobrecarga tóxica de tus rutinas diarias.

¿CÓMO LIMPIAN LOS ACEITES ESENCIALES EL ESPACIO ENTRE LAS CÉLULAS?

Como ya te he explicado anteriormente, el terreno biológico forma un todo en el que sus diferentes componentes del tejido que están continuamente interactuando. Esta es la base de la medicina natural.

EL COMPONENTE GENÉTICO DEL TERRENO

Cada individuo nace con una predisposición a desarrollar ciertas enfermedades. Esta predisposición es hereditaria e inscrita en el anillo celular (genotipo)corresponde de aproximadamente a un 5% de probabilidades. Pero el morfotipo o constante morfológica marca un entorno sobre el que la enfermedad se pueda asentar. Cada morfotipo tiene una predisposición a unos tipos de enfermedades.

EL COMPONENTE PERIFÉRICO DEL TERRENO

Este componente lo forman todos los tejidos del organismo (excluyendo el nervioso central, periférico y endocrino).

Se dan más importancia en este punto a los órganos llamados emuntorios que intervienen en la eliminación de desechos, porque hablamos de purificación del organismo o desintoxicación.

Los órganos que realizan esta función de drenaje, o sea que mejoran la capacidad de eliminar los desechos y así dinamizar las otras funciones de los órganos son: el hígado, los riñones, la piel, los intestinos, la vesícula biliar, los pulmones y esfera ORL. En este nivel y sobre estos órganos los aceites esenciales desarrollan una acción: directa e indirecta.

ACCIÓN DIRECTA DE LOS ACEITES ESENCIALES SOBRE LOS ÓRGANOS ELIMINACIÓN

Una acción directa sobre un metabolismo(hígado, riñones…), sobre los microorganismos patógenos, sobre una función fisiológica particular (tiroides, páncreas…),sobre la regulación hormonal, sobre la función eliminatoria de ciertos órganos…

Esta acción directa se ejerce en 3 sectores específicos: el poder antiséptico, el poder desintoxicante y el poder antibiótico.

El poder antiséptico de los aceites esenciales se conoce desde que los hombres utilizaban las plantas para sanarse, al principio mediante la alimentación. Por ejemplo canela, clavo, romero…que frenaban la fermentación de los alimentos cocinados.

Hoy en día hay una gran parte de los gérmenes que se han hecho resistentes a antibióticos y está demostrado que no son útiles para infecciones virales (hepatitis, gripe, herpes…)

Los aceites esenciales trabajan en sinergia con todos sus componentes moleculares y que garantiza que no haya resistividad por parte de los gérmenes patógenos. Los aceites esenciales son los responsables de las propiedades anti-infecciosas de las plantas. En el primer caso que se comprobó esto fue en 1872 con el eucalipto y más tarde en 1887 Chamberland afirmaba que el océano poseía la acción antiséptica más potente, cuestión que se corroboró 90 años después.

Hay multitud de estudios in vitro y in vivo sobre el efecto antiséptico de los aceites esenciales que aún se siguen investigando hoy en día.

El poder desintoxicante se basa en que un organismo enfermo y debilitado va a resistir peor una agresión exterior. Por esto todas las terapéuticas naturales favorecen la eliminación de desechos del metabolismo que se acumulan en el organismo. Esta eliminación se realiza por los pulmones, riñones, piel e hígado. Cada aceite esencial ejerce su acción sobre un emuntorio específico. Por ejemplo, los aceites esenciales de pino o eucalipto eliminados vía pulmonar y urinaria, tendrán una acción terapéutica sobre los bronquios y sobre los problemas de riñones o de vejiga.

El poder antibiótico de los aceites esenciales se mide mediante el aromatograma, técnica que se realiza in vitro. Se recoge una muestra de una secreción (nasal, vaginal, bronquial...) y se estudian los gérmenes que presenta dicha muestra.

Se utiliza una placa de petri en la que se instala un gel nutritivo junto con los gérmenes. Posteriormente se insertan discos impregnados con el aceite esencial objeto de estudio. Lo que marca la mayor o menos acción antibiótica es el halo de inhibición que crean dichos discos. A mayor diámetro de inhibición mayor acción antibiótica (de 1 a 3 cruces).Los más estudiados en este sentido son los fenoles: carvacrol, thymol, eugenol...

ACCIÓN INDIRECTA

Los aceites esenciales actúan en la intervención sobre los procesos biológicos y por la modificación del terreno local y general gracias a su actividad energética en dicho terreno. **Actúan como el sustrato que nutre la tierra.**

¿Cómo?:

- **Negativizando:** aportando electrones.

- **Positivizando:** captando electrones.

- **Acidificando:** aportando protones.

Las moléculas negativas son calmantes, anti-inflamatorias y antiespasmódicas, son útiles en la mayoría de las patologías psicosomáticas.

Las moléculas positivas actúan captando electrones o dando protones. En el primer caso son tónicos y estimulantes y en el segundo caso, refuerzan la energía vital.

Las moléculas ricas en H+ favorecen una bajada del PH sanguíneo (acidificación) y permiten la lucha contra la alcalosis sanguínea, terreno favorable al desarrollo de infecciones microbianas y virales.

Como habrás observado, los aceites esenciales tienen un gran poder desintoxicante del organismo, que hace que además de actuar sobre un organismo en particular, mejoren la calidad de los tejidos.

Habrás observado que a lo largo de este recorrido que llevamos, hago alusiones a la acción de los aceites esenciales y también a la visión ayurvédica de los diferentes conceptos que estoy desarrollando con respecto al físico, a la mente y a las emociones.

El Ayurveda irrumpió en mi vida "de casualidad" y me enamoró por completo la teoría del tridosha que explica cómo funciona tu energía primordial y cómo puedes apoyar esta energía, mejorando la eliminación de residuos de tu organismo.

Cuando descubres tu naturaleza y tienes herramientas para mantener la salud y el bienestar porque entiendes que lo importante es mantener el equilibrio, tu vida se transforma. Pasas a tener más control sobre tu energía vital.

¿Quieres saber más sobre el origen de cualquier síntoma que puedas tener?

¿QUÉ ES EL AYURVEDA?

"Un ciervo se siente atraído por un delicioso aroma que flota en el aire, pero aunque lo busca incansablemente por todos los rincones del bosque, no consigue dar con él. Con una triste mirada, el ciervo no comprende que ese aroma maravilloso es el almizcle que nace de su propio vientre. El ciervo solamente alcanzará la perfección que tanto anhela cuando consiga mirar en su interior."

Pratima Raichur

Ayurveda significa conocimiento de la vida y realmente quien se dedica a practicar este modo de vida holístico debe conocer múltiples aspectos de la existencia.

Según el Ayurveda, todos estamos ligados mientras vivamos en este universo.

El Ayurveda se considera un sistema para conservar la salud. Este estado debería ser natural en el ser humano.

Adquieres el modo de vida perfecto cuando vives de acuerdo a las leyes de la naturaleza y del cosmos.

El Ayurveda se denomina la ciencia de larga vida. Yo no puedo afirmar que con los hábitos que en este libro te muestro vayas a vivir más años, eso nadie lo sabe a priori. Lo que sí te quiero transmitir es que tu vida va a cambiar porque al ganar vitalidad vivirás más intensamente, solo centrado/a en lo que te apasiona.

"Al final, lo que importa no son los años de la vida, sino la vida de los años"

Abraham Lincoln

El Ayurveda parte del principio que el macrocosmos (todo el mundo que nos rodea) es un reflejo del microcosmos que es tu cuerpo y que todo lo que contiene materia está compuesto por los cinco elementos pero en diferentes proporciones.

Los grandes rishis (profetas o sabios) de la antigua India establecieron una creencia llamada filosofía védica, que ofrecía una visión de los conceptos de enfermedad y salud.

Sobre esa base, organizaron la sofisticada ciencia de la vida más conocida como Ayurveda, que tiene en cuenta los elementos físicos y mentales, emocionales y espirituales de la vida, necesaria para la salud y el bienestar.

El Ayurveda es holístico, ya que atiende la salud a todos los niveles.

AYUR: CIENCIA.

VEDA: DE LA VIDA O CONOCIMIENTO.

Ayurveda es un sistema medicinal tradicional de India y Sri Lanka.

Al igual que la medicina tradicional China, el Ayurveda es un sistema completo. En algunos aspectos el Ayurveda es una combinación de ciencia y filosofía, que detalla los aspectos físicos, mentales, emocionales y espirituales necesarios para la salud.

Según la leyenda, el Ayurveda fue una revelación divina del Dios Brama, el Creador del Universo según la mitología hindú, realizada a través de los Libros Sagrados, llamados Vedas.

Me gusta la definición de **Vasant Lad** sobre el Ayurveda, dice que *"es una ciencia sin tiempo"*

Esta medicina milenaria originada en la India hace mas de 5000 años es, junto a la medicina China uno de los más antiguos sistemas médicos que se conocen.

Esta medicina milenaria basa todo su sistema en 3 bases fundamentales:

- **La vida está constituida por 2 entidades**: el individuo (microcosmos) y el ambiente (macrocosmos). Estas dos entidades interactúan y se influyen mutua y constantemente. Las células son un microcosmos dentro del macrocosmos que es el ser humano completo y se relacionan mutuamente igual que lo hacen el ser humano con el universo.

Tú cómo ser humano completo eres un microcosmos dentro de un macrocosmos que es el conjunto formado por todos los seres humanos y todo el universo.

El poder de relacionarte, de comunicarte, de moverte son los mismos en todos los casos: en el microcosmos y en el macrocosmos. El ambiente de que nutres a tus células influye en toda tu fisiología.

- **Para vivir saludablemente el hombre debe mantener en armonía 4 elementos fundamentales de su ser:** cuerpo, mente, alma y órganos de los sentidos. No hay separación entre las partes, todo lo que entre por los sentidos va a influir al cuerpo físico, mental y espiritual.

- **La vida es individual.** El Ayurveda ayuda a conocer tu propia individualidad, tu propia naturaleza y así podrás vivir acorde con ella. No vivas en contra de ella porque no podrás mantener la salud. Tú tienes una naturaleza propia, acorde con la que debes vivir. No quiere esto decir que te resignes, sino que tu has venido al mundo por los elementos que te conforman con unas fortalezas y unas debilidades. Sólo tienes que centrarte en reforzar todavía más las fortalezas y equilibrar las debilidades para que no te arrastren a más debilidad. Para ello debes conocer tu naturaleza esencial por medio del test Ayurvédico, conectar a menudo con tu ser interior y conocerte muy bien para lograr reforzar lo mejor que tienes y equilibrar lo que no te ayuda a convertirte en tu mejor versión.

Por ejemplo, si cuando estás estresado/a tiendes a enfadarte, a que la ira te invada, probablemente tengas una naturaleza fuego, que en Ayurveda se denomina Pitta. Si tú no controlas esos arranques de furia, con el tiempo podrás padecer problemas circulatorios y cardíacos, precedidos por calor en el sistema digestivo: acidez, úlceras, colitis, enfermedad de Crohn...Este calor y energía Pitta que puede "calentarte" tanto puedes utilizarla en vez de para irritarte, para transformar todas las tareas que realizas. Puedes poner la excusa: "claro me enfado porque soy Pitta..." y utilizarlo como motivo para seguir irritando a ti y a los demás. O puedes, una vez lo sabes, utilizarlo para en vez de para destruir, para construir ideas, proyectos y relaciones maravillosas. Piensa en el fuego que en exceso quema y destruye pero en su justa medida cocina alimentos deliciosos.

Primero debes conocer 100% tu naturaleza y utilizarla a tu favor no en tu contra. El Ayurveda y los aceites esenciales te proporcionan hábitos y herramientas para que puedas equilibrar tu energía y convertirte en tu mejor versión para lograr tus objetivos personales y/o profesionales que desees.

En conclusión, serás más libre para decidir sobre tus acciones.

EL CONCEPTO DE EQUILIBRIO

En la filosofía ayurvédica, salud es sinónimo de equilibrio.

Salud significa más que la ausencia de enfermedad.

Cuando alcanzas el equilibrio, consigues una armonía interna que conlleva una profunda satisfacción y una sensación de bienestar.

Dice Deepak Chopra en Salud perfecta que el primer secreto de la salud perfecta es que hay que elegirla. Hay que elegir querer estar bien y esto conlleva casi siempre un cambio de perspectiva.

Los cinco elementos de los que estás compuesto tu y todo el universo son: espacio, aire, fuego, agua y tierra que **crean la realidad universal y su equilibrio causa armonía y su desequilibrio causa catástrofes.**

El viento es primordial para la vida pero su exceso se convierte en un huracán, ciclón o terremoto. Un río tranquilo fertiliza la tierra pero causa catástrofes si se desborda. El sol da vida pero en exceso causa sequías y destruye…Al igual pasa en tu interior. Voy a seguir con el ejemplo del fuego que inicié en el capítulo anterior.

Una cantidad suficiente de fuego, hará que digieras el alimento que comes. Este calor hace que el alimento se divida en nutrientes que tu organismo va a poder absorber para llevar a las células de tu cuerpo y lo que no le sirve lo eliminará a través de los órganos encargados de esta función. Pero ¿qué ocurre si la cantidad de fuego es elevada? Que el exceso de calor en la digestión hace que se "cocine" demasiado el alimento, pasando al intestino delgado una sustancia que debería ser un nutriente pero está desnaturalizado por lo que el organismo lo reconoce como un extraño y reacciona ante él. No se produce absorción de nutrientes y hay respuesta inmunitaria que provoca más calor todavía.

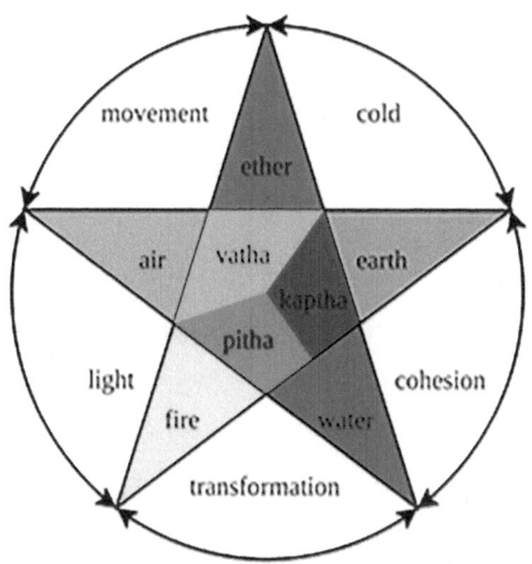

Lo que debería ser una digestión de un alimento con el calor adecuado para dividirlo en sustancias más pequeñas de las que el organismo se va a nutrir, ha desembocado por un exceso de fuego, en una mala absorción de nutriente y respuesta inflamatoria e inmunitaria. Si esta situación se prolonga en el tiempo, la acidez, úlcera, intolerancias alimentarias, colitis, Crohn…son estados normales de un exceso de fuego en el estómago. Para que no llegues a ellas te voy a dar recursos para mantener el equilibrio. De los problemas asociados a cada naturaleza hablaré en el capítulo correspondiente.

Para alcanzar esta armonía interna que se plasme en el exterior además de rutinas alimenticias, aromáticas y de modo de vida, la desintoxicación es fundamental. Cuando tu energía vital está en desequilibrio durante mucho tiempo, sueles desarrollar alguna enfermedad precedida de síntomas.

Por ese motivo es importantísima una buena higiene de vida en todos los niveles. Igualmente que unas buenas desintoxicaciones periódicas que al final del libro te propongo.

¿Quieres saber más sobre cuál es la energía predominante en ti?

LOS TRES DOSHAS

La filosofía ayurvédica descansa sobre la creencia de que estamos compuestos de tres energías vitales llamadas doshas.

Cada persona tiene una constitución diferente. Todos nacemos en estado de constitución individual de unidad cuerpo-mente o prakriti que literalmente significa "naturaleza". Cada uno de nosotros nace con el nivel de prakriti adecuado para nosotros.

La mejor defensa contra la enfermedad es una constitución fuerte.

Si tu dosha no está en equilibrio, debido a malos hábitos de dieta o por exceso de trabajo, por ejemplo, serás más propenso a la enfermedad.

Todos tenemos una constitución que viene determinada por el equilibrio de las energías vitales del cuerpo, los tres doshas o tridoshas, cada individuo está dominado por los tres en diferentes grados, pero en la mayoría predominan uno o dos, menos frecuentemente los tres.

¿QUE SON LOS DOSHAS?

DOSHAS: Significado literal del sánscrito (carencias, impureza o fuerza) en occidente llamadas también bioenergéticas.

Los nombres en sánscrito de los tres doshas son: VATA, PITTA y KAPHA.ç

INFLUENCIA DE LOS DOSHAS

Tu dosha determina tu constitución, tus preferencias, tu personalidad, tu forma de dormir e incluso lo que deberías comer.

A lo largo de tu vida, los doshas se desequilibran debido al medio ambiente, la dieta, el estrés, traumas o lesiones que hayas padecido. Es decir, todo lo que entre en contacto con tu ser, te provocará un desequilibrio en mayor o en menor medida. Tu organismo tiene los recursos para restablecer este equilibrio, hasta que se agotan estas herramientas o debido a la brusquedad y a la intensidad del agente que entra en contacto contigo, el desequilibrio se instala en tu organismo.

Si el desequilibrio es excesivo y mantenido, se puede desarrollar la enfermedad.

Según el concepto de los tridoshas, único en la filosofía ayurvédica, existen las tres fuerzas vitales: Vata, Pitta y Kapha.

Cada tipo de dosha tiene características diferentes y cada uno controla procesos biológicos distintos.

Esto significa que la fuerza predominante en ti o DOS-HA determina lo siguiente:

- **Aspecto físico.** Una persona con predominio Vata va a tender a tener menos estructura ósea y muscular que un individuo con predominio Kapha.

- **Funcionamiento orgánico.** Si tu naturaleza es más fuego o Pitta, tenderás a reacciones más rápidas, violentas y calientes, como picores, inflamaciones…

- **Capacidad intelectual.** Si eres una persona Vata tenderás a dispersarte más que una persona Kapha porque en el primer caso te domina el aire y en el segundo te domina la tierra que es más estable.

- **Tu temperamento.** Al igual que tu temperamento, tu carácter está determinado por tu naturaleza. Si tienes un temperando fuego, tienes más probabilidades de tener reacciones más explosivas y con calor que si en ti predomina el aire.

Cada uno de estos aspectos los verás desarrollados en el capítulo correspondiente a cada dosha. Pero ahora voy a hablarte de variantes fascinantes que se dan en tu ser.

¿QUIERES APRENDER MÁS?

La mayoría de la gente corresponde a un tipo determinado, que es una mezcla de dos doshas, uno más dominante que el otro.

Las combinaciones pueden ser:

- VATA-PITTA.

- VATA-KAPHA.

- PITTA-VATA.

- PITTA-KAPHA.

- KAPHA-VATA.

- KAPHA-PITTA.

Esto quiere decir que cuando haces el test de DOSHA predominante, si las puntuaciones de VATA y de PITTA son las más elevadas, tu dosha será VATA-PITTA.

Si aun no lo has hecho, escanea este test o teclea: www.lavillaromatica.com/test-ayurvedico-personalizado/

Si entre el dosha que tiene más puntuación y el segundo, hay **más del doble de puntuación se considerará que eres un MONODOSHA**. Esto quiere decir que sólo un dosha te domina principalmente.

Por ejemplo, el resultado te da:

VATA: 90

PITTA: 45

KAPHA: 40

Este resultado mostraría un individuo con predominio claro de VATA. Va a estar muy influenciado por este dosha.

Ocurre también que te pueden dar las tres puntuaciones muy parecidas, **con menos de 20 puntos de diferencia entre ellas**. Por ejemplo,

VATA: 70

PITTA: 65

KAPHA: 60

Este individuo se consideraría **TRIDOSHA.**

Cabe decir que el test es simplemente un dato más cuando un médico ayurvédico te analiza. Cómo te expresas, tu forma de andar, la coloración de tu piel, tus desequilibrios, tu olor…son datos que también cuentan a la hora de evaluar exactamente tu dosha predominante.

Pero primero voy a contar exactamente qué es esto de la **TEORÍA DEL TRIDOSHA**

Esta teoría se basa en la teoría de los 5 elementos que dice que cualquier materia viva en el universo es una combinación de éter o espacio, aire, fuego, agua y tierra:

- **Éter**: Es el vacío, sutil, imperceptible…En el cuerpo representa el tracto gastrointestinal, los espacios celulares, los pulmones…

- **Agua:** líquida, fresca…Tu cuerpo está compuesto de líquidos, el agua rige el gusto y como verás más adelante el equilibrio de este elemento es fundamental para mantener las emociones en equilibrio.

- **Tierra**: es sólida, pesada, estable…Rige el sentido del olfato, los músculos, tendones…

- **Aire:** Cualidad de ligero, móvil…En el cuerpo representa la respiración, el movimiento de la sangre y el sentido relativo al todo.

- **Fuego**: representa la transformación, el metabolismo y la digestión. El sentido de la vista lo rige este elemento.

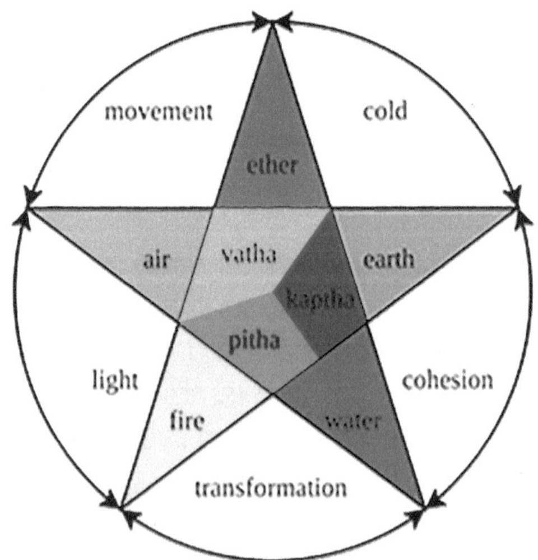

Los antiguos sabios observaron que en la naturaleza, estos elementos se agrupaban de dos en dos, estableciendo así la teoría del TRIDOSHA:

- **Vata: éter+ aire**. Todo lo que se mueve. Es la energía vital que permite la respiración, controla la circulación, el latido cardíaco, los impulsos nerviosos. La cualidad de Vata es frío, ligero, seco, irregular, móvil, pequeño, veloz, sutil…Vata siempre es dominante y tiende a dominar a los otros doshas. Su desequilibrio afecta a los otros doshas.

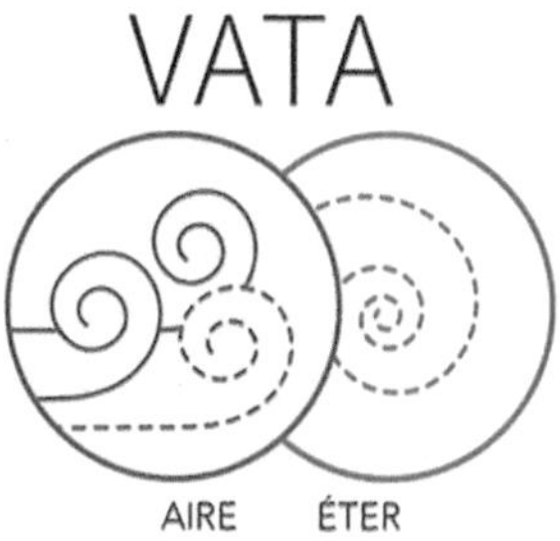

- **Pitta: fuego+ agua.** Todo lo que se transforma. Controla el metabolismo, la digestión, el sistema hormonal, producción de calor…La cualidad de Pitta es el calor, la agudeza, fluidez, ligeramente oleoso…

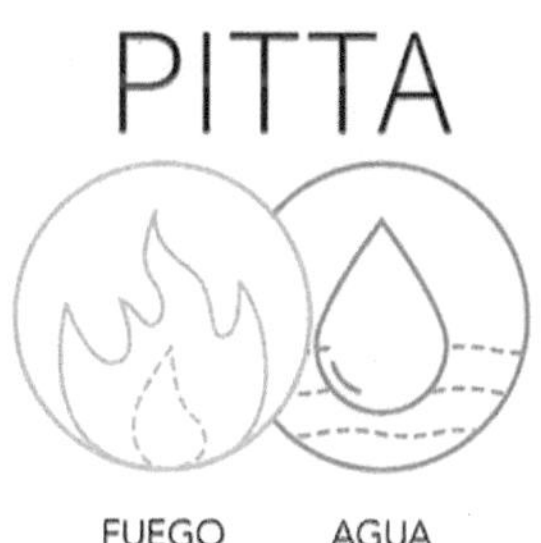

- **Kapha: agua +tierra**. Todo lo que da estructura y cohesiona. Representa la fuerza que mantiene unidas las células, forma los músculos, la grasa, los huesos y los tendones. La cualidad de Kapha es frío, lento, estable, estático, húmedo…

KAPHA

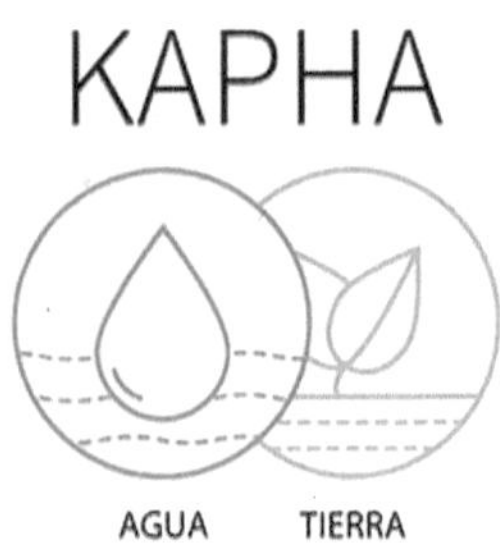

Vata, Pitta y Kapha están presentes en cualquier expresión de creación desde la más pequeña (el átomo) hasta la más grande (el cuerpo humano)que está formado por lo más pequeño.

El hombre es un microcosmos del universo, compuesto por 5 elementos base

El Dosha = energía vital, fuerza invisible, tangible, está constantemente trabajando, formando el cuerpo y siendo responsable de todas las funciones del organismo.

¿SABES QUÉ FACTORES CONSIDERA EL AYURVEDA QUE DESEQUILIBRAN AL SER HUMANO?

Los agentes externos e internos que el Ayurveda considera que desequilibran a nivel energético y posteriormente a nivel físico, son tres:

- **El tiempo**: tanto en lo que se refiere a la edad, como a la estación del año, como al momento del día. Cada uno de los doshas tiene un predominio tanto durante el día, como durante el año como durante la vida. Por ejemplo, Vata predomina a partir de los 45 años de edad, desde final del verano hasta Febrero y el momento del día cuando está más activo es de 14-18h y de 2-6h. En estas temporadas Vata va a estar más en plenitud y un sujeto con un desequilibrio de Vata va a notar cómo este desequilibrio aumenta. Si además el clima es frío, seco y ventoso, este agente climático aumenta Vata. Esto lo desarrollaré más en el capítulo correspondiente a cada dosha y así podrás analizar según tu naturaleza, tu edad y el clima del lugar donde habitas, qué tendencia al desequilibrio tienes más posibilidades de sufrir. ¿Te apetece?

- **Los sentidos**: te nutres de los sentidos. La comida, los aceites esenciales, lo que ves a lo largo del día las conversaciones que tienes…Todo lo que percibes del exterior te aumenta un dosha determinado. A este hecho es algo a lo que no prestamos demasiada atención pero que es importantísimo. Todo lo que entra a través de tus sentidos, afecta a tu energía vital. Selecciona minuciosamente lo que ves, lo que escuchas, lo que comes, lo que tocas y lo que hueles. Estás impactado por todos estos factores a lo largo del día y aunque sea inconscientemente para ti, te impactan. Sé tu el dueño de lo que entra en contacto con tu energía vital.

- **La inteligencia**. Conociendo tu dosha predominante y cómo poder equilibrarlo, el actuar para aumentar aún más el desequilibrio, se considera una falta de inteligencia. El conocimiento de la vida consiste en aumentar la salud y en ello está el equilibrar y aprovechar tu energía en todo momento. Cuando tienes las herramientas adecuadas para vivir en equilibrio y no lo haces, estás yendo en contra de las ley primordial de todo ser vivo que es la de la supervivencia. Estás actuando en contra de tu propia vida, desequilibrando tu energía.

Si aún no has hecho el test para conocer tu dosha predominante, te dejo aquí el código para que accedas directamente o teclea la siguiente dirección:

www.lavillaromatica.com/test-ayurvedico-personalizado/

En función del número que te haya salido en mayor valor, vete al capítulo correspondiente a tu dosha predominante.

Por ejemplo, Vata: 50, Pitta: 80 y Kapha: 65. Tendrías que consultar las recomendaciones para Pitta.

Tu dosha sería PITTA-KAPHA. Tendrás que seguir las recomendaciones de Pitta, principalmente en Verano que es cuando está en plenitud este dosha.

Ahora que ya has realizado el test de dosha y ya sabes si tu predominio es Vata, Pitta, Kapha o dos a la vez.

¿Qué haces ahora?

¿En qué te beneficia saber tu constitución o Prakriti o naturaleza primordial?

VENTAJAS DE CONOCER TU DOSHA.

"Yo estoy hecho del universo y el universo está hecho de mí"

Charaka-Samhita

El Ayurveda determina que tú eres único, que la proporción de los elementos que componen tu organismo es única para ti.

El conocimiento de uno mismo es la base del conocimiento de la vida.

Conocer tu constitución te va a ayudar a leer tu propio libro. Vas a poder detectar tus reacciones y tus emociones predominantes y comprenderás que tan sólo vienen de la prevalencia en ti de un elemento u otro y de la interacción con los factores que los desequilibran. Vas a contar con armas para equilibrarlo y esto te provocará un profundo descanso porque comprenderás que está en tu mano encontrarte mejor, que no eres un corcho a la deriva a merced de las circunstancias.

La vida y los sentimientos se convierten en un juego de malabares para mantener el equilibrio. Por ejemplo, si tu dosha predominante es Vata, estás en Otoño y estás dando un paseo en un sitio muy ventoso, sabes que tienes un predominio de que tu dosha Vata aumente. Si además no conoces tu naturaleza y te comes una ensalada, saltas de una conversación a otra y estás pendiente del Facebook, del Whatsapp y de la conversación de los de al lado, te encontrarás hinchada/o, cansada/o, con la piel más seca, estreñida/o y con confusión mental...

Si conoces tu dosha predominante, sabes que en la misma situación anterior con tal de comer caliente, no hacerle caso al teléfono, comer despacio, hacer respiraciones profundas y estar en el momento presente, tu energía se equilibrará. En esto consiste el conocimiento de uno mismo.

Si conoces cuáles son tus tendencias físicas en las que tiendes al desequilibrio ya puedes actuar sobre ellas y si no lo haces, no le eches la culpa a las circunstancias. Sabes que problemas como las alergias son un desequilibrio de Pitta, el sobrepeso es un desequilibrio de Kapha y la piel seca y envejecida de Vata. Sabes que tienes estas tendencias y qué hacer para equilibrar tu energía.

El hecho de conocerte en profundidad hará que detectes hábitos que realizas que te pueden estar llevando a un desequilibrio mayor. Como, por ejemplo, si tu predominio es Pitta, seguro que tienes una mente estructurada pero el hábito de organizar todo hasta el extremo, hará que Pitta aumente en ti pudiendo llegar a desequilibrar tu energía porque cuando los hechos no son como tú los habías planificado, te enfadas y te vuelves más rígido/a. ¿Me hago entender?

Analiza tus hábitos según tu dosha y aprovecha la energía con que la naturaleza te dotó en tu favor, no en tu contra.

Al saber que el cuerpo está diseñado como un todo: mente-cuerpo y conocer tus tendencias al desequilibrio, tienes la posibilidad de tomar cartas en el asunto y tomar medidas para evitarlo.

Puedes ajustar tu estilo de vida: dieta, ejercicio, sueño, actividades en función del dosha que predomine en ti y que quieras equilibrar, esto lo analizarás y verás más claro cuando leas todo sobre tu dosha predominante.

Si tu dosha predominante es Kapha por ejemplo, tenderás cuando estás en desequilibrio a querer quedarte en el sofá sin hacer nada, no querrás planificar nada y tu apetencia será el sabor dulce. Si sabes esto, en cuanto te invada la pereza sabes que te encontrarás mejor si te mueves, si planificas tus actividades, si comes especias, si utilizas aceites esenciales como el jengibre, la canela, el clavo, etc…que te ayudarán a emprender la acción y que Kapha no aumente todavía más.

Todo este conocimiento es importante para ti mismo pero también para entender tu alrededor, tanto tu familia como tu entorno laboral. El hecho de entendernos los unos a los otros nos aporta claridad y despierta la compasión. La compasión como amor hacia el prójimo y empatía hacia él. **Estos tipos de relación de comprensión profunda, aportan felicidad en las relaciones.** Saber que la otra persona reacciona de tal o tal manera porque es tu Pitta, Vata o Kapha el que está predominando, cambia bastante el enfoque. Por ejemplo, no intentes que un compañero de trabajo con predominio Vata planifique la cena de navidad de la empresa porque entre que cuenta a los que sois, elige el restaurante, le dan las opciones de menú, cierra el día y la hora ya se ha dispersado por la mitad. Si tienes un Pitta en el entorno, lo planificará todo al dedillo...

En resumen, **analiza primero tu condición o Prakriti mediante el test.** A continuación analiza tu manifestación física o emocional de desequilibrio actual ó Vikriti. Utiliza tu desequilibrio como la clave para conocer tu naturaleza y actúa para lograr el equilibrio.

¿CÓMO EQUILIBRAR TU DOSHA EN DESEQUILIBRIO?

Por medio de la alimentación, ejercicio, aceites esenciales, posturas de Yoga, técnicas de respiración, hábitos diarios, etc...Sigue las recomendaciones que te daré a continuación.

¿QUÉ PASA SI TIENES DOSHAS PREDOMINANTES?

En este caso fíjate en tu desequilibrio. Tienes que observar qué síntomas presentas.

Ya expliqué al principio cuáles son las posibles combinaciones de DOS DOSHAS, UNIDOSHA o TRIDOSHA. Si eres BIDOSHA y dos valores son muy parecidos, debes observar cuales son tus síntomas ante un desequilibrio. Por ejemplo, te ha dado el test PITTA= 82 y KAPHA= 75. Tu dosha es PITTA-KAPHA pero las cifras son muy parecidas. En este caso observa cómo responses al estrés, cuando estás en desequilibrio. Tus desequilibrios también te mostrarán tu naturaleza predominante porque es por donde empezarás a sufrir síntomas. Respondes a los problemas con enfado (Pitta) y tiendes a tener erupciones en la piel (Pitta) y tendencia al ardor de estómago (Pitta) o por el contrario respondes con introversión, te "comes" los problemas (Kapha), tiendes a comer más y a engordar (Kapha) y tienes catarro y muchos mocos (Kapha).

Fíjate en tu desequilibrio que es la energía que tiende al exceso en ti e intenta equilibrarla con la energía contraria, siempre respetando lo que tú eres y tu constitución. **El equilibrio no significa lo mismo para todos.**

Por ello es fundamental conocer tu propia naturaleza para mantenerla en equilibrio, sino irás a ciegas, buscando remedios que le han ido bien a otras personas pero que no tienen por qué ser los adecuados para ti.

Si tu constitución es Pitta (85), Kapha (70) y Vata (15), tú equilibrio será este. Pero si estás en desequilibrio, tú Pitta es el que tenderá a aumentar y si está más alto, tendrás manifestaciones de calor, úlcera, dermatitis, irascibilidad...y es lo que debes equilibrar.

¿Me he explicado hasta aquí?

En general, el dosha que más desequilibra al resto es VATA. Este dosha como vas a saber a continuación es móvil, rápido e irregular y tiende a desestabilizar muy rápidamente. Ahora mismo entenderás todo sobre VATA.

Dijo **Deepak Chopra** en una entrevista en el Yoga Journal:

"Una mente eterna es una mente que tiene la atención fija en la eternidad, en el espíritu que no tiene ni inicio ni fin en el tiempo. Siendo el cuerpo y la mente inseparables, cuando se experimenta el tiempo como eternidad, el cuerpo se convierte en eterno. Si el tiempo se acaba, el reloj biológico se cierra."

DESCUBRE LAS CARACTERÍSTICAS DEL DOSHA VATA

"Todo lo que se mueve"

El término Vata proviene de una raíz que significa "mover" y el movimiento es una de las principales características de este dosha.

Generar impulsos y eliminar residuos también son funciones principales del dosha Vata.

Vata (éter + aire): Confieren este dosha dos elementos: aire y éter o espacio. La característica principal de Vata es el movimiento y la ligereza. Tiende a dominar a los otros doshas si está aumentado. Vata es la fuerza de la vida.

Vata domina todo lo que se mueve y es la energía vital que permite en tu organismo:

- La respiración.

- La circulación de la sangre.

- El latido cardíaco.

- El movimiento de los músculos y las articulaciones.

- El tránsito del alimento desde la boca hasta el tubo digestivo pasando por el estómago.

- El impulso nervioso. Es el encargado de todas las funciones del sistema nervioso.

- Los 5 órganos sensoriales y sus movimientos.

Vata regula todas las funciones psicosomáticas del organismo, por eso cuando se desestabiliza da síntomas a todos los niveles, especialmente a nivel del sistema nervioso.

Si has realizado el test ayurvédico y te ha dado como resultado un predominio de Vata seguro que eres físicamente una persona caracterizada por un cuerpo irregular, tendencia a la delgadez, puedes ser alto o bajo y caminas rápido. Si acumulas grasa en alguna zona del cuerpo es en la zona de las caderas y el bajo vientre. Tienes tendencia al hinchazón de abdomen que va aumentando a lo largo del día.

Las rutinas te mantienen en equilibrio y los trabajos con demasiados cambios horarios, horarios nocturnos y los continuos viajes, aunque de entrada te estimulan, muchos cambios te desestabilizarán.

Las cualidades de Vata son:

- **Frío**. Manos y pies fríos, mala circulación, detestas el frío y te encanta el calor.

- **Ligero**. Músculos y huesos ligeros, estructura corporal fina, sueño ligero...

- **Seco.** Sequedad en la piel, en el cabello, en labios, en colon con tendencia al estreñimiento...

- **Irregular.** Las rutinas son un aburrimiento para Vata, huyes de ellas, aunque son las mejores vías para que equilibres tu energía.

- **Áspero.** Piel, uñas, cabello, manos, articulaciones...

- **Móvil.** El movimiento es una de las características primordiales de Vata, pero si es demasiado te desestabilizará. Cómo dice la expresión popular: "te pasarás de rosca"

CARACTERÍSTICAS DE VATA

Estas características provienen de las cualidades de los elementos que conforman este dosha:

- **Pequeño**

- **Sutil.**

- **Veloz.** Las personas con predominio Vata son rápidas, se mueven rápido, hablan rápido, caminan rápido, piensan rápido, aprenden rápido y olvidan con la misma rapidez.

¿QUÉ SÍNTOMAS PRESENTA VATA EN DESEQUILIBRIO?

Depende de la intensidad y el tiempo del desequilibrio, los síntomas pueden ser más o menos acusados. Los siguientes son los más característicos de Vata en desequilibrio:

- **Tu piel es oscura, fina, seca** y con tendencia a la formación de arrugas precoces. La boca suele ser pequeña, con labios pequeños y dientes irregulares.

- **Pierdes peso fácilmente** y te cuesta mucho recuperarlo.

- **Tu característica principal es la irregularidad**, tanto en el sueño como en las comidas como en los horarios...Tus reglas son irregulares, no tienes sueño a las mismas horas, ni hambre siempre a la misma hora, ni tienes menstruación regular...

- **Hablas mucho, muy rápido y cambias de una conversación a otra velozmente.** La concentración no es tu mayor virtud y te cuesta mucho acabar los proyectos que empezaste. La dispersión es tu reto si tienes predominio de energía Vata.

- **La emoción que te domina es la preocupación y el miedo.** Responistes a cualquier problema de la vida con preocupación y sueles ser temeroso y ansioso/a.

- **La energía Vata se agrava en estaciones frías, secas y ventosas como el otoño-invier-**

no. Por este motivo tienes que tener especial cuidado para mantener a Vata en equilibrio, sino siempre tenderá al exceso. Si además de ello, tu dosha predominante es Vata, tendrás más riesgo de que la energía del espacio y el aire te desborde.

Vata en equilibrio es la fuerza vital, la chispa…Eres una persona creativa, emprendedora, vivaz, alegre, energético/a, tienes ideas brillantes y utilizas toda la energía del movimiento y el emprendimiento para crear cosas y pensamientos maravillosos.

Tu reto es mantener tu energía móvil enfocada y en equilibrio para que no se vuelva contra ti y no "te pases de rosca"

¿CÓMO SE MANIFIESTA EN LO FÍSICO EL DESEQUILIBRIO DE VATA?

La sede de Vata es el intestino grueso, por ello uno de los principales signos de desequilibrio es el estreñimiento, por lo menos Vata siempre empieza a desequilibrarse por el Intestino grueso y si sigue el desequilibrio, afectará también a otras áreas. Por ejemplo, cuando viajas aumenta Vata pero si además tu dosha predominante es éste, seguro que pasarás un par de días con estreñimiento. Así como restableces el equilibrio, vuelves a ir al baño.

Físicamente el exceso de Vata produce:

- Dolores de parte alta de la espalda y rigidez.

- Contracturas musculares.

- Onicofagia o necesidad de comerse las uñas.

- Abdomen distendido e hinchado (Vata produce muchos gases).

- Colon irritado. Estreñimiento o diarrea.

- Piel seca, psoriasis, arrugas, eccema seco y envejecimiento precoz.

- Astenia o cansancio.

- Depresión.

- Ansiedad y miedo.

- Estrés.

- Insomnio. No puedes dormir porque tienen muchas cosas en la cabeza. Te cuesta quedarte dormido/a.

- Dolores erráticos en diferentes zonas del cuerpo.

- Síndrome premenstrual. El exceso de Vata es uno de los causantes de los dolores antes de la menstruación: hinchazón, dolor de espalda, dolor en las pantorrillas, inseguridad...

¿QUÉ ALIMENTOS SON LOS QUE MÁS SE ADECUAN PARA EQUILIBRAR VATA?

Sueles tender a digestión débil porque no tienes un gran fuego digestivo, por eso si comes mucha cantidad, te sueles sentir hinchado/a, con gases, más estreñida/o y muy cansada/o.

En este caso es muy importante la forma que tienes de comer como verás detalladamente en las recomendaciones generales.

Si tienes predominio Vata seguro que comes rápido y con dispersión mental, haciendo que la digestión no se realice adecuadamente.

Vata es frío, seco y ligero, por lo que le favorecerá para su equilibrio, los alimentos calientes, húmedos y pesados.

Estas recomendaciones te ayudarán a tener unas digestiones mucho más saludables:

- **Come poca cantidad de comida**. Nunca llegues al extremo de sentirte lleno/a.

- **Acompaña la comida con una infusión.** La mejor para ti es una que contenga jengibre y limón. También puede masticar el jengibre fresco para activar el fuego digestivo.

- **Añade a tus comidas cilantro y/o comino,** ambas especias favorecen la digestión.

- **Come cuatro veces al día pero poca cantidad cada vez** y puedes picotear cada algo liviano cada dos horas.

ALIMENTOS ADECUADOS PARA VATA

Los sabores dulces, agrios y salados son los más adecuados tal y como se indica en el esquema resumen de las recomendaciones alimenticias para Vata, Pitta y Kapha. Revisa estos sabores en el capítulo correspondiente para profundizar todavía más.

- **Cereales.** El trigo, la avena y el arroz cocidos son excelentes alimentos para Vata porque son pesados. Siempre mejor cocidos para aportar humedad.

- **Verduras**. Siempre cocidas y nunca crudas: apio, espárragos, judías nabos, remolacha, zanahoria…

- **Frutas.** Casi todas son buenas para Vata, menos los frutos secos. Están indicadas: aguacate, albaricoques, caquis, cerezas, ciruelas, dátiles, higos, limones….

- **Carne.** El exceso de carne debilita su digestión pero cantidades razonables de huevos, pollo, pavo, pescado fresco y productos lácteos son recomendables para Vata.

- **Legumbres**. Ingerirlas en muy poca cantidad porque producen gas y si se consumen, siempre cocidas.

- **Nueces y semillas.** Las almendras y las nueces son los mejores para Vata.

- **Aceites.** Cualquiera es bueno para Vata.

- **Lácteos.** Todos son recomendables para Vata con moderación.

- **Especias.** Casi todas son buenas para Vata, pero las más indicadas son el Jengibre y el Ajo.

CÓMO VIVE VATA UNA SITUACIÓN ESTRESANTE

Vata es frágil al estrés porque es muy irregular y se desborda fácilmente cuando hay sobrecarga de trabajo. En este dosha predomina el aire y reacciona ante los problemas con preocupación. Este dosha en desequilibrio se estresará con ansiedad, nerviosismo y miedo.

La reacción primaria de Vata ante una situación de estrés es la huida. Intentas evadirte, bien sea huyendo, evadiéndote(con sustancias) o responsabilizando a otro. Te vuelves una víctima y refuerzas todavía más tu rol.

Ya que te domina el aire, para lograr el equilibrio debes permanecer enraizado/a y quieto.

Ante una situación de estrés, tiendes a querer irte y evitarla. Prueba a permanecer en esa situación, liberando las emociones correspondientes.

Al seguir las recomendaciones y llevar una vida regular, las preocupaciones se irán liberando poco a poco.

Como eres una persona muy creativa, las emociones puedes expresarlas de diferentes maneras: escribiendo, pintando, bailando, cantando…

En una situación estresante, sigue las recomendaciones adecuadas para mantener en equilibrio tu energía, sino tenderás a sentirte desbordado/a.

RECOMENDACIONES PARA MANTENER EQUILIBRADA LA ENERGÍA VATA

- **Bebe agua y líquidos.** Tu predominio es la sequedad y en desequilibrio, el aire frio, seca todavía más. Debes beber líquidos para mantener tu Vata en equilibrio y mejor aún si son templados. Por ejemplo en el caso de una piel seca que es muy característica de un desequilibrio en Vata, es prácticamente imposible intentar hidratar la piel sólo desde fuera si estás deshidratado/a pues el organismo siempre va a absorber agua de la piel para realizar correctamente sus funciones. Es imprescindible que una piel seca beba agua.

- **Toma frutas con abundante agua.**

- **Evita las agresiones externas sin tener la piel protegida.** El frío, el viento y la sequedad exterior, si no estás en equilibrio, penetrarán en tu organismo produciendo todavía más de estos elementos.

- **Mantente abrigado/a.** El frío daña mucho a Vata porque lo aumenta rápidamente.

- **Vete a la sauna húmeda siempre que puedas.** La mejor manera de disminuir el exceso de energía Vata es con calor-húmedo. Lo más recomendable para ti es el baño vapor o la técnica Swedana que describo con las recomendaciones de depuraciones al final de libro.

- **Conserva la tranquilidad.** Llevar a cabo una actividad física tranquila: caminar, bicicleta...

- **Evita los alimentos crudos**. Mejor cocinados al vapor.

- **Evita los alimentos fríos.** Siempre cocinados.

- **Evitar las temperaturas frías**. Acuérdate que en Vata predomina el frío-seco, por ello tienes que neutralizarlo con calor y si es húmedo mejor.

- **Consume alimentos calientes y especias calientes.** Realmente todas las especias son buenas para Vata: comino, canela, clavo, curry, cúrcuma, eneldo, jengibre...Todo lo que aporte calor.

- **Sigue una rutina regular.** La irregularidad se neutraliza con rutinas y horarios regulares.

- **Crea un ambiente lo más calmado, oscuro y tranquilo posible.**

- **Busca entretenimientos tranquilos y creativos.**

- **Evita el exceso de estimulación sensorial** (televisión, ordenador, smartphone…)

- **Duerme y reposa abundantemente.** Al predominio Vata le atrae la falta de horarios, viajar, no descansar…Pero todo esto tiende a desequilibrarlo más todavía.

- **Presta atención al cuerpo y a la mente y a satisfacer tus necesidades.**

- **Efectúate masajes con aceite hidratante con maniobras calentadoras, lentas y ligeras.** Mejor que el aceite sea de sésamo y esté templado. Una buena rutina es aplicarte el aceite antes de la ducha caliente y al salir no retirártelo. El aceite de sésamo da calor a nivel interno y de esta manera mejorarás la penetración mediante el calor.

- El bajo vientre es la sede de Vata, **antes de dormir aplícate masaje en el abdomen para equilibrar el exceso acumulado a lo largo del día**. Este gesto diario hará que mejore la hidratación de todo tu cuerpo, pues estás disminuyendo el viento interno que es el principal efecto deshidratante.

- **Si padeces insomnio o llevas una temporada durmiendo mal, 30 minutos antes de dormir pon el difusor de aceites esenciales** en la habitación con 10 gotas de lavanda o ylang-ylang u otro de los aceite recomendados para Vata para favorecer la relajación e inducir al sueño. Apaga el difusor después de 30 minutos de difusión.

- **Date un baño de agua caliente siempre que puedas**, añadiendo 10 gotas al gel de baño y difundiéndolo en la bañera de unos de los aceites recomendados para Vata.

- **Cuando comiences una tarea o un proyecto, pon una alarma que te indique el final** de éste porque sino podrías estar horas sumergido/a en dicha tarea.

- **Si realizas un trabajo tedioso, intenta compensarlo con algo creativo después que va más con tu energía.** No dejes tu trabajo sólo para cambiar de tarea porque te volverá a pasar lo mismo con el siguiente.

En general, el dosha Vata es el que más tiende al desequilibrio de los tres y el que ofrece reacciones más bruscas. En contrapartida, también es el que vuelve al equilibrio más rápidamente porque el movimiento y la rapidez juegan a su favor.

Como expliqué al principio, tú estás compuesto por los tres doshas pero en diferentes proporciones, por lo tanto sea o no sea Vata tu dosha predominante, tienes una proporción de él. Siempre que sufras el desequilibrio que sea si equilibras Vata, te encontrarás mejor.

Y lo que más desestabiliza Vata es el sistema nervioso, por eso la relajación y la meditación sienta bien independientemente del Dosha que sea predominante en ti.

La relajación, la meditación y la respiración regulan tu Vata y tus desequilibrios disminuyen porque tu sistema nervioso no te desestabilizará.

Ya has conocido la naturaleza del aire y del espacio, con su frío, su sequedad y su ligereza. Has recorrido el dosha más sutil, el más veloz e irregular.

Ahora te toca explorar el siguiente paso para formar materia o más sutileza, conocerás el mayor elemento transformador que posees: el fuego. Este es el elemento predominante del DOSHA PITTA.

DESCUBRE LAS CARACTERÍSTICAS DEL DOSHA PITTA

"Todo lo que transforma"

El término Pitta significa "calentar" en sánscrito y es que este dosha conjuga el elemento fuego+agua.

Si tu predominio es Pitta **tienes una constitución media en altura y en peso**.

Si ganas peso lo pierdes fácilmente pero no sueles tener grandes variaciones. Tienes un fuerte desarrollo muscular y tus ojos son brillantes.

Las pecas y los lunares, así como la tendencia a las manchas indican un predominio de Pitta.

Estás orientado/a a los objetivos y te encanta aprender y transmitir tus ideas al mundo.

Si eres una persona con predominio de Pitta y te encuentras en equilibrio, eres un gran líder y eres un gran orador/a elocuente. Debes entrenar la empatía para comprender el punto de vista del otro, de lo contrario podrás llegar a ser demasiado autoritario.

Pitta es la fuerza de la transformación y es la fuerza que permite y que regula:

- **La digestión**. La transformación del alimento a lo largo del sistema digestivo.

- **La absorción de nutrientes.**

- **Los enzimas** que catalizan todas las reacciones corporales.

- El sistema endocrino. **Las hormonas** que regulan todo el metabolismo.

- **La temperatura corporal.**

LAS CUALIDADES DE PITTA SON

- **Caliente.** Gran fuego digestivo, buen apetito. Temperatura corporal elevada, siempre tienes calor.

- **Ligero.** Estructura corporal ligera o mediana.

- **Picante.** Ardor de estómago, sensación de ardor interno general.

- **Regular**. Una de sus rasgos más destacados, Pitta es regular en todo: menstruación, horarios, comidas, sueño....

- **Graso.** Piel, cabello y heces suaves y grasos, la comida frita te produce malestar.

- **Agrio.** Estómago ácido y agrio.

- **Líquido.** Deposiciones blandas o líquidos y exceso de sudoración, sed excesiva...

LAS CARACTERÍSTICAS FÍSICAS Y MENTALES MÁS REPRESENTATIVAS DE PITTA SON:

- **Piel sensible con tendencia a la inflamación**. La piel Pitta es reactiva, se enrojece con facilidad y puede tender a la sequedad.

- **La inflamación** en general es el gran problema de exceso de Pitta: articulaciones, sistema digestivo, piel...

- **La regularidad es una de las características de Pitta**: le gustan los horarios, levantarse a la misma hora, comer a horarios regulares...

- **El sujeto Pitta habla con conocimiento de causa y es bastante sintético expresando sus ideas.** Es una persona muy directa y puede resultar hiriente en sus comentarios.

- **Es un sujeto muy visual**. Muchos desequilibrios de Pitta residen en los ojos. El brillo de ojos es una característica de Pitta.

- **Muy buena digestión.** Pero todo tiene un límite...

Además como suele tener mucho apetito, tiende a comer en exceso y a lo largo de los años puede sufrir de problemas digestivos por calor excesivo.

¿QUÉ SÍNTOMAS PRODUCE UN DESEQUILIBRIO DE PITTA?

Físicamente el exceso de Pitta produce:

- **Alteraciones en el metabolismo**

- **Desórdenes digestivos por calor**: gastritis, acidez, hemorroides, diarrea.....

- **Enfermedades del hígado,** intestinos...Todas cursan con inflamación y calor.

- **Ojos rojos**

- **Dolor de cabeza**

- **Eccemas e irritaciones en la piel, urticarias, cuperosis...**

- **Insomnio.** Te duermes fácilmente pero te despiertas varias veces durante la noche y si estás eliminando tóxicos, estarás empapado/a en sudor.

- **Cólera, rabia, ganas de venganza, irritabilidad, celos, agitación...son las emociones predominantes en un Pitta en desequilibrio.**

La sede de Pitta reside en el intestino delgado, por ello muchas intolerancias alimentarias se deben a un exceso de fuego proveniente de lo físico o de lo mental. En estos casos hay que apaciguar esta energía lo máximo posible.

¿CUÁL ES LA ALIMENTACIÓN MÁS ADECUADA PARA EQUILIBRAR PITTA?

Tienes un gran fuego digestivo o Agni como lo denomina el Ayurveda y los únicos problemas que sueles tener de digestión cursan con calor: acidez, diarreas, reflujo…**La clave para ti es la moderación a la hora de consumir ciertos alimentos que aumentan tu fuego.**

Pitta es caliente, húmedo y ligero, por lo que le favorecerán los alimentos de naturaleza fría, seca y pesada.

Después de comer y si no tienes ninguna intolerancia a los lácteos, consume un yogur desnatado con cilantro fresco y zumo de medio limón. Puedes añadir sirope de jarabe de arce para endulzar.

Haz tres comidas diarias cada 4-5 horas.

¿QUÉ ALIMENTOS VAN A EQUILIBRAR TU ENERGÍA PITTA?

Los sabores más recomendables son el dulce, el amargo y el astringente. Los productos prohibidos para Pitta son: huevos, carne, alcohol y sal.

La mejor alimentación si tienes predomino Pitta es la vegetariana.

Consulta las recomendaciones en cuanto a sabores que hay en la tabla del capítulo siguiente si tienes algún desequilibrio. En general, los alimentos que más van a equilibrar tu DOSHA son:

- **Cereales.** La cebada es el más recomendado, el arroz, la avena y el trigo también se toleran adecuadamente.

- **Verduras**. Todas son beneficiosas para Pitta menos el tomate y los rábanos. Las de hoja verde son las más recomendables para este dosha.

- **Frutas.** Las más indicadas son las frutas dulces. La única no muy indicada para Pitta es la papaya y las más recomendables: aguacates, albaricoques, caquis, cerezas, manzanas, naranjas…

- **Carne.** La carne blanca es la más recomendables para Pitta: pollo, pavo y conejo.

- **Legumbres.** Cualquiera es recomendable pero no en mucha cantidad porque en exceso dejan un residuo ácido.

- **Semillas**. El coco porque es refrescante pero en general las semillas son demasiado calientes y untuosas para Pitta.

- **Aceites**. Como Pitta es oleoso, debes evitar cocinar y aliñar las ensaladas con mucho aceite.

- **Lácteos**. Todos los productos lácteos dulces como la leche, la mantequilla, el ghee…son recomendables para Pitta. Los quesos sólo estarían permitidos los tiernos, prohibidos los curados y los semi-curados que aumentan el calor interno.

CÓMO VIVE PITTA UNA SITUACIÓN ESTRESANTE

"La risa es el sol que aparta al invierno del rostro humano"

Victor Hugo

Si tu predominio es Pitta eres muy ambicioso y no siempre marcas los límites de sobrecarga. Por este motivo puedes "pasarte" de autocargas de trabajo.

Ante una situación de estrés, una persona Pitta emprende la lucha. Te vuelves enérgico/a y combativo/a si lo expresas hacia el exterior. Pero si el estrés va por dentro, te convertirás en una persona fría y organizada que controla todo y se resiste a los cambios

Pitta es el dosha fuego y reacciona antes los diferentes problemas de la vida con enfado, sobre todo cuando las cosas no son como habías pensado. En caso de estrés manifestarás ira, cólera, problemas de piel, ardores de estómago, inflamaciones, hipertensión… No tienes por qué presentar todos los síntomas, pero alguno de ellos seguro que sí.

La búsqueda de la perfección, hace que te vuelvas muy crítico/a y **que tu nivel de estrés aumente cuando te tomas demasiado en serio a ti mismo/a.**

Un buen ejercicio para liberar este exceso de Pitta es tomarte las cosas con humor, **riéte de ti mismo/a.**

Hazte consciente de tus emociones en el momento en el que afloran y recuerda que puedes elegir cómo reaccionar en cada momento.

La respiración te ayudará mucho para liberar y hacer fluír tus emociones. Primero te harás consciente de ellas y después las liberarás.

RECOMENDACIONES GENERALES PARA EQUILIBRAR EL DOSHA PITTA

- **Consume Ghee** que es el mejor alimento para equilibrar Pitta. En tostadas, para rehogar alimentos, con el arroz, pasta…Consulta cómo hacer en casa el GHEE fácilmente

- **Evita el calor excesivo.** Estar al fresco y no exponerse directamente al sol durante mucho tiempo. Estar en espacios verdes, abiertos y frescos. Mantén la casa fresca.

- **Evita el exceso de aceite.** No te apliques demasiado aceite en la piel, opta por un aceite vegetal como el coco o el de semilla de albaricoque que penetran fácilmente. No comas con mucho aceite, ni fritos.

- **Evita el exceso de vapor, calor y humedad.** El baño vapor es ideal para desintoxicar pero poco tiempo y no a una temperatura muy alta. Todo lo contrario del dosha Vata.

- **Aumenta el consumo de verduras frescas**, sobre todo de hoja verde.

- **Come regularmente a unas horas determinadas**. No te saltes ninguna comida.

- **Limita la ingesta de sal.**

- **Evita el alcohol totalmente.**

- **Consume alimentos refrescantes y no especiados.**

- **Toma bebidas frescas (no heladas).**

- **Haz ejercicio en las horas más frescas del día y si puede ser en el agua mejor.** La natación es un excelente ejercicio para equilibrar Pitta.

- **Haz pausas en el trabajo**, sobre todo si se trabaja con el ordenador. Pitta tiende a trabajar mucho y necesita su tiempo de recreo.

- **Explica tus sentimientos**. Pitta convierte sus emociones en rabia y en cólera y no los explica correctamente. Necesita en un lugar tranquilo, sin calor, sin prisa y fresco para explicar lo que le pasa.

Una rutina excepcional para equilibrar la energía Pitta acumulada a lo largo del día, aplícate antes de dormir un masaje en la sede de Pitta que es la zona del estómago que se corresponde con el plexo solar o tercer chakra. Añade 3 gotas de uno de los aceites que recomiendo para Pitta a 1 cucharada de aceite de semilla de albaricoque o de coco y masajea en círculos en favor de la agujas del reloj, justo debajo del esternón, en "la boca del estómago"

En tu trabajo debes comprender que no todas las personas son tan perfeccionistas como tú. No los critiques, sino que muéstrales como es la mente adecuada de actuar y la mejor forma es con tu ejemplo no con tus imposiciones.

Ahora profundizarás en la cohesión de estos elementos etéreos que has visto hasta ahora. Estás formado también por la materia, como son tus músculos y huesos que unen las partes de tu cuerpo y te permiten el movimiento.

Al igual que en el cuerpo, también necesitas cohesión en tus ideas para que se materialicen, necesitas que se condensen para tomar forma sino son pensamientos vagos.

Kapha te proporciona esta unión, esta estabilidad.

DESCUBRE LAS CARACTERÍSTICAS DEL DOSHA KAPHA

"Todo lo que une"

El dosha Kapha conjuga TIERRA+AGUA.

Si tienes predominio Kapha posees un cuerpo voluminoso, una estructura pesada, tendencia al pelo y a la piel grasa, uñas resistentes, ojos grandes casi siempre de color oscuro.

La boca y los dientes son grandes, los labios están bien delineados y son carnosos. Tu musculatura es fuerte y resistente y tienes tendencia al sobrepeso (te cuesta mucho perder peso y sueles retener líquidos).

Kapha es la fuerza de la cohesión y la energía que permite en el organismo:

- **Mantener lubrificadas las estructuras del cuerpo.** Controla todos los tejidos húmedos del cuerpo.

- **Controla los pulmones.** Por ello en desequilibrio surgen los catarros y el exceso de moco.

- **De esta energía depende el desarrollo óseo, los dientes y los músculos.**

- **Es responsable de la fuerza física, la complexión corporal y la estabilidad de las estructuras.**

LAS CUALIDADES DE KAPHA SON:

- **Pesado**. Huesos y músculos pesados, estructura corporal grande con tendencia al sobrepeso.

- **Frío.** Piel fría y húmeda y resfriados y tos frecuentes.

- **Húmedo**. Congestión en el pecho, la garganta y la cabeza.

- **Graso**. Piel, pelo y heces grasas. Las articulaciones y los órganos están bien lubrificados.

- **Suave.** La piel tiende a ser suave. No suele tener arrugas, su piel tiende a ser lisa.

- **Estático.** Le encanta dormir, estar quieto y no hacer nada.

- **Lentitud.** Camina y habla lentamente, al igual que su digestión y metabolismo son también lentos.

¿QUÉ CARACTERÍSTICAS PREDOMINAN EN KAPHA?

Las características físicas y mentales de Kapha son:

- **Tu piel es grasa e impura.** Tienes que realizar una higiene minuciosa de tu piel.

- **Tienes un apetito regular y tiendes a comer en exceso.** En desequilibrio tiendes a engordar por el exceso de alimento y la falta de actividad. En este caso, Kapha debe pensar siempre ¿por qué estoy ingiriendo estas cantidades de comida? ¿Qué quiero suplir?

- **Hablas poco y de manera lenta.** Eres tranquilo y dulce. Te encanta escuchar y no tienes muchos amigos, pero con los que congenias el grado de intimidad es muy alto.

- **Respondes a los problemas con introversión**. Te los callas.

- **Eres muy dulce, generoso/a,** te encanta abrazar y que los demás se encuentren bien. Se dice que es el arquetipo de madre del Ayurveda.

- **Eres una persona metódica y estable.**

- **Eres digna/o de confianza para cualquier trabajo y grupo.**

- **Te encanta la estabilidad** y permanecerás en un puesto de trabajo determinado que te aporte esa estabilidad aunque no sea el trabajo de tu vida.

- **No te gustan los trabajos que te hagan apresurarte**, ya que prefieres hacer las cosas bien y sin prisas.

- **Tienes una energía resistente** por lo que puedes trabajar muchas horas sin cansarte.

¿QUÉ LE OCURRE A TU ORGANISMO CUANDO HAY UN EXCESO DE KAPHA?

Si tu predomino es Kapha, los síntomas no se producirán rápidamente ni de forma brusca, en contrapartida, tampoco se irían de forma rápida. Hay que ser muy constante para eliminar estos síntomas cuando ya está instalados. **El reto de Kapha es mantener la constancia aunque a corto plazo no vea resultados.**

- **Astenia, exceso de pereza, aletargamiento...** Esto es muy común al inicio de la primavera cuando Kapha está en exceso.

- **Obesidad, celulitis y fácil aumento de peso.**

- **Síndrome premenstrual.** Tanto el exceso de emocionalidad, la retención de líquidos y la micción excesiva en este período son debidos a un exceso de Kapha. A nivel emocional, exceso de apego, cansancio y tendencia a dormir en exceso.

- **Exceso de avaricia, de apego, envidia, posesividad, lujuria y pereza**. Casi los 7 pecados capitales desarrolla Kapha en exceso.

- **Retención de líquidos en piernas**.

- **Catarros frecuentes, exceso de mucosidad, congestión bronquial, gripes...**Recuerda que la energía Kapha se acumula en los pulmones. Cualquier exceso de agua va a congestionar este órgano.

¿QUÉ TIPO DE ALIMENTACIÓN DEBES SEGUIR SI TU PREDOMINIO ES KAPHA?

Cuida tu alimentación para no desarrollar problemas por un cúmulo de Kapha y te aprovecharás de la energía fuerte y constante de este dosha.

- **No tienes un fuego digestivo muy activo, por lo que si comes mucho crearás mayor mucosidad,** sintiéndote cansado/a y con la sensación de no haber hecho la digestión hasta horas después de la comida. Come poca cantidad de alimento para no sentirte aletargado/a.

- **Kapha es frío, húmedo y pesado por lo que los alimentos calientes, secos y ligeros** son los que más equilibrarán este dosha.

- **Después de comer es conveniente que tomes una cucharada de miel con jengibre en polvo o con pimienta negra.** La miel disminuye Kapha en el cuerpo y el jengibre y la pimienta calientan para mejorar tu digestión.

- **Come dos veces al día y deja al menos 6 horas entre una comida y otra.**

- **No picotees**. Al tener una digestión lenta, si picoteas entre horas, estarás provocando más acúmulo de alimento sin digerir.

¿QUÉ ALIMENTOS DEBES INGERIR PARA MANTENER A KAPHA EN EQUILIBRIO?

Los sabores más recomendados para el dosha Kapha son los alimentos amargos, picantes y astringentes y evitar los dulces y salados. Evita los fritos totalmente y los lácteos ya que ambos sabores aumentan Kapha.

Consulta la tabla pormenorizada de los alimentos que incluyen cada sabor pero en general, los alimentos más recomendados son:

- **Cereales**: mijo, cebada, arroz y maíz. El trigo es demasiado pesado.

- **Verduras**: todas las verduras están indicadas salvo las patatas y los tomates. Preferiblemente las verduras cocidas y hervidas están más recomendadas que las crudas.

- **Frutas:** las manzanas, los albaricoques, los arándanos, los mangos, los melocotones, las peras y las granadas.

- **Carnes:** pollo, huevos, conejo y venado pero nunca deben comerla frita, mejor a la parrilla, al horno o asada.

- **Legumbres.** No son muy recomendables porque una constitución Kapha no necesita gran cantidad de proteínas. Las más indicadas son: las judías y las lentejas rojas.

- **Debes evitar o consumir en muy pequeñas cantidades:** nueces, aceites en general, productos lácteos y endulzantes (sólo la miel está permitida)

- **Casi cualquier especia va a favorecer el equilibrio de tu energía Kapha**: jengibre, ajo, curcuma, pimienta negra, cardamomo…

¿CÓMO VIVE KAPHA UNA SITUACIÓN ESTRESANTE?

Kapha es posesivo y si tienes predominio de este dosha nunca pedirás ayuda por lo que podrás asumir roles por encima de tus posibilidades. Kapha es el dosha más estable de los tres.

Reaccionas ante las problemáticas callándote y metiéndote cada vez más en ti mismo. En caso de estrés te callarás más y puedes tender a comer mucho, al hipotiroidismo, a la diabetes...

Ante una situación de estrés te conviertes en una persona pasiva, con dificultad para actuar y te dejas guiar por los sentimientos del momento.

Cuando te sientes emocionalmente inestable, tiendes a retirarte y a volverte muy introvertido. Tiendes a no querer hacer nada, buscando excusas para quedarte en casa sin hacer ninguna actividad. Para llegar a este estado sueles haber aguantado muchas situaciones…porque tienes mucha capacidad para tolerar actitudes en las que pueden abusar de tu confianza.

Si, de repente, no te apetece hacer nada de ejercicio y tu apetito aumenta, analiza las emociones que has experimentado en los días anteriores… Cuando detectes dónde ocurrió el desequilibrio, actúa de inmediato y vuelve a iniciar el ejercicio y a comer adecuadamente. De esta manera, tu energía de letargo se difuminará y tendrás más fuerza para afrontar tus emociones.

¿QUÉ RECOMENDACIONES GENERALES EQUILIBRARÁN TU DOSHA KAPHA?

- **Haz ejercicio**. Sobre todo ejercicio aeróbico como caminar o andar en bici. Mínimo de 30 minutos diarios.

- **Evita las comidas pesadas**. La miel es fundamental. Sustituye el azúcar por este alimento. Es caliente y astringente que son dos características que neutralizan el exceso de Kapha.

- **Mantente activo, estimula tu actividad mental.**

- **Varía tus rutinas y evita estar estático.**

- **Evita los productos lácteos.** Los lácteos aumentan el moco y la retención de líquidos, haciendo que la secreción sebácea sea mayor.

- **Aumentar el sabor picante, el amargo y el astringente.**

- **Evita comidas y bebidas heladas.**

- **Evita alimentos grasientos.** Evitar los fritos y el dulce.

- **Toma alimentos ligeros y secos.** Verduras frescas templadas, las especias como la canela o el jengibre son muy adecuadas para mejorar la digestión y disminuir el nivel de Kapha.

- Recibe masajes con asiduidad. **El masaje que debes recibir es dinámico, profundo y combinado con drenaje.** Masaje profundo y vigoroso a poder ser en seco. No utilices mucho aceite ni muy untuoso. El aceite de Jojoba es el ideal. En seco se puede realizar masaje con pindas, piedras calientes, polvos de especias…

Visita con frecuencia la sauna finlandesa que provoca un calor-seco tan beneficioso para Kapha.

- **Date todas las mañanas un masaje con guante de seda que es una técnica de masaje en seco denominada Garshan** que se realiza con 2 manoplas de seda y se fricciona todo el cuerpo con ellas. El masaje dura entre 2-3 minutos. El masaje Garshan además tiene las siguientes ventajas:

La seda es un material que aporta calor, por ello

Beneficios del masaje Garshan

- Mejora la circulación sanguínea en todos los tejidos del cuerpo.

- Efecto exfoliante, ya que arrastra impurezas y células muertas.

- Mejora el aspecto de la celulitis porque ayuda a drenar líquidos.

- Elimina la energía electroestática de la que estamos cargados diariamente.

para épocas de otoño-invierno es la mejor manera de mantenerte con calor interno.

- **Date baños revitalizantes con agua caliente**. Añade un puñado de sales junto con 3 gotas de Eucaliptus Radiata, 3 gotas de enebro y 3 gotas de Lemongrass.

- **Tómate después de comer una infusión de canela, jengibre o similar.**

- **En tu trabajo conviene que aprendas a decir "no" porque tu naturaleza con exceso de dulzura te predispone a asumir demasiadas tareas por no exponer tus motivos.** Tus compañeros pueden abusar de esta amabilidad que te caracteriza. A ti poco a poco te irá llenando de resentimiento y sentirás exceso de carga de trabajo sobre tus hombros, esto puede llevarte a volverte más introvertido o a comer y beber en exceso.

RESUMEN RECOMENDACIONES ALIMENTICIAS VATA, PITTA Y KAPHA

VATA	PITTA	KAPHA	
Reducir los alimentos de sabores	Picantes (jengibre,pimiento) Amargos (verduras de hoja verde) Astringentes (legumbres:lentejas)	Picante Acido Salado	Dulce Salado Acido
Aumentar los alimentos de sabores	Dulce Saladom Acido	Dulce Astringente Amargo	Astringente Picante Amargo
Reducir los alimentos	Secos Frios	Ligeros Calientes	Oleosos Fríos Pesados
Aumentar los alimentos	Calientes Oleosos Pesados	Oleosos Frios Pesados	Ligeros Secos Calientes

	VATTA	**PITTA**	**KAPHA**
Lácteos	Bien leche, yogurt y queso. Para mejorar la digestión, añade un poco de cúrcuma a la leche, comino o jengibre antes de calentarla. No beber leche en las comidas	Va bien la leche, nata, quesos…No mezcles muchos quesos, yogurt, mantequilla salada…No bebas leche en las comidas.	Evita los lácteos: leche, yogurt, quesos. Para mejorar la digestión de la leche añadir cúrcuma, jengibre o comino. No bebas durante las comidas.
Fruta	Mejor la fruta dulce, madura… Consume poca fruta seca	La fruta va bien en general, pero consume poca fruta ácida	Frutas digeribles como la manzana o la pera. Reduce la fruta muy dulce. Consume poca fruta seca.Va bien la compota.
Dulce	Va bien pero sin excesos	Con moderación	Ideal la miel. Evitar el azúcar
Legumbres	Consume ·moderadamente y sin cáscara	Bien	Bien
Cereales	Arroz y trigo	Trigo, arroz, avena, cebada…	Bien con moderación

	VATTA	PITTA	KAPHA
Grasas	Aceite extravirgen de oliva y ghee	Ghee, aceite de girasol,aceite de oliva	Aceite extravirgen de oliva
Especias	Bien	Bien pero evitar las picantes	Bien
Sal	Bien con moderacion	Reducir lo máximo posible	Bien con moderacion
Verduras	Van bien pero cocidas y templadas	Bien todas pero reducir el tomate,remolacha y zanahoria	Todas bien menos el tomate, patatas dulces y verdura muy acuosa como calabacín y pepino
Productos animales	Evitar carne roja y reducir los huevos	Evitar la carne roja, salchichas y reducir la yema de huevo	Evitar la carne roja y los huevos
Pescados	Va bien	Reducir el consumo de pescado y marisco	Reducir el consumo de pescado graso

LOS SEIS SABORES

"La comida debe ser saludable, natural y fresca para garantizar la calidad y la salud de los tejidos. Por otro lado, los pensamientos negativos y la agitación mental, ensucian la comida, incluso la más sana"

Charaka Samhita

"Mens sana in corpore sano" así lo explicaban ya en el siglo II las **Sátiras** de **Juvenal.** La mente no puede estar en paz si el cuerpo no está sano y la alimentación es un arma imprescindible para mantener el cuerpo y la salud en equilibrio.

Los alimentos te afectan al cuerpo, a la mente y a tu equilibrio psico-emocional. Al ser materia, los alimentos están formados por los 5 elementos y cuando entran en contacto con la boca, se activa el bodhaka Kapha (agua de la boca) y envía información a todos los tejidos (dhatus) del cuerpo, antes de que dicho alimento haya llegado al estómago, el sistema nervioso ya está nutrido.

El sabor de los alimentos que consumes afecta directamente a tus doshas.

La alimentación que le va a sentar mejor a tu cuerpo para estar en perfecta salud física, energética y emocional depende de varios factores y no siempre es la misma.

Factores de los que dependen los alimentos que tenemos que consumir:

- **Tu naturaleza**. Dependiendo de tu dosha predominante o prakriti, debes intentar regular tus características físicas innatas para que no tiendan al exceso. Por ejemplo si tu dosha predominante es Pitta (fuego + agua) cuyas características principales son caliente, ligero y húmedo, tendrás que consumir en mayor cantidad alimentos frío, pesados y secos y no abusarás de alimentos que contengan fuego como el picante o el salado porque te llevarán al desequilibrio si los consumes asiduamente.

- **El lugar donde vivas:** los alimentos que se dan en cada zona equilibran el clima de la región.

- **La estación**: debes consumir alimentos que equilibren la energía de la estación. Por ejemplo en Verano (predomina Pitta) se tenderá a consumir alimentos más refrescantes que en Invierno.

- **Las enfermedades o Vikriti que presentes**: si presentas un desequilibrio, debes comenzar por equilibrar el dosha del que presentes este desequilibrio sea o no el mismo que tu dosha predominante. Por ejemplo, tu DOSHA es VATA-PITTA, es verano y presentas acidez de estómago. Aunque tu dosha sea Vata, en este momento tendrás que seguir las recomendaciones para equilibrar Pitta porque es el que está en aumento.

DESCUBRE LAS CARACTERÍSTICAS DE LOS 6 SABORES

Descubrirás las características de cada sabor y los alimentos correspondientes. En la tabla al final del capítulo, tienes la lista detallada.

Sabor Amargo: aire+ éter

- Aumenta Vata y disminuye Pitta y Kapha.

- Abre el espíritu

- Desarrollo la intuición y la imaginación

- Refresca el cuerpo

- Calma las emociones

- Purifica la sangre, el hígado y el páncreas

Alimentos con sabor amargo:

- Multitud de plantas medicinales como el diente de león, aloe vera, cúrcuma…

- Legumbres verdes como endivias, alcachofas…

Sabor Picante: fuego+ aire

- Aumenta Vata y Pitta y disminuye Kapha

- Activa el fuego digestivo

- Estimula el intelecto

- Activa la circulación sanguínea, cerebral y ayuda a ganar claridad de ideas.

- Ayuda cuando hay embotamiento mental e incapacidad de sintetizar

- La combinación picante+ dulce estabiliza las emociones y ayuda a ver las cosas más claras.

- Mucolítico

- Expectorante y desintoxicante

Alimentos picantes:

- Especias

- Angélica

- Canela

- Cardamomo

- Nardo

- Nuez moscada

- Café

- Chocolate negro

- Té verde

Sabor Salado: fuego+ agua

- Aumenta Pitta y Kapha y disminuye Vata

- Combate la astenia

- Estimula la digestión

- Su consumo excesivo crea toxinas en la sangre, sequedad en la piel, hipertensión, inflamación…

Alimentos salados:

- Algas

- Marisco

- Pescados de mar

- Sal marina

Sabor Dulce: tierra+ agua

- Aumenta Kapha y disminuye Vata y Pitta

- Transmite protección y certeza

- Refuerza el sistema nervioso

- Provoca satisfacción y placer

- Es un gran remedio anti-envejecimiento

- Regenera los tejidos

- En exceso provoca obesidad y mucosidad

Alimentos dulces:

- Hinojo

- Estragón

- Granos de sésamo

- Frutas dulces

- Zanahorias

- Pepino

- Manzanas

- Arroz blanco

- Pan

Sabor Astringente: tierra + aire

- Aumenta Vata y disminuye Pitta y Kapha

- Refuerza el sistema nervioso

- Disminuye la rigidez

- Estimula el metabolismo físico y energético

- Anti-diarreico

- Anti-inflamatorio

- Cicatrizante

Alimentos astringentes

- Manzanilla

- Té verde

- Arándanos

- Espárragos

- Repollo

- Limón

- Quinoa

- Miel

- Manzanas

- Peras

- Frutos secos

- Legumbres verdes

Sabor Ácido: tierra+ fuego

- Aumenta Pitta y Kapha y disminuye Vata

- Indicado en depresiones

- Indicado en vértigos

- Estimula la decisión

- Tónico cerebral

- Estimula el agni

- Indicado en miedos, indecisión, tendencia a repetir los mismos esquemas siempre.

Alimentos ácidos:

- El vinagre y el alcohol a pesar de ser ácidos se desaconsejan porque se consideran tamásicos(- que estancan la energía vital)

- Miso

- Hibiscus

- Comino

- Coriandro

- Clavo

- Yogur

- Uvas

- Cítricos

- Tomates

- Vino

- Granada

- Grosella negra

- Frambuesa

RESUMEN CUADRO ADJUNTO SOBRE LOS SABORES QUE EQUILIBRAN LOS DIFERENTES DOSHAS

	SABOR	CUALIDAD
VATA	Dulce Ácido Salado	Pesado Caliente Aceitoso
PITTA	Dulce Amargo Astringente	Frio Pesado Seco
KAPHA	Picante Amargo Astringente	Ligero Seco Caliente

En Ayurveda se recomienda comer un poco de cada uno de estos sabores en cada comida.

En cada alimento predominan uno o dos sabores, por eso alguno de ellos se encuentra en dos columnas.

DULCE	ACIDO	SALADO
Albaricoque	Alcohol	Algas
Almendra	Arándano	Sal
Anacardo	Fresa	Salsa de soja
Arroz	Lima	
Avena	Limón	
Azucar	Manzana verde	
Cacahueta	Moras	
Calbaza	Pepinillo	
Canela	Pomelo	
Caqui	Queso	
Cereza	Tomate	
Ciruela	Uva verde	
Coco	Vinagre	
Dátil		
Melocotón		
Naranja		
Nuez		
Miel		
Melón		
Menta		
Granada		
Helados		
Higos		

DULCE	ÁCIDO	SALADO
Huevos		
Leche		
Mantequilla		
Melón		
Pistacho		
Piña		
Piñón		
Pepino		
Plátano		
Remolacha		
Yogur		
Zanahoria		

PICANTE	AMARGO	ASTRINGENTE
Mostaza	Café	Acelga
Ajo	Espinaca	Aguacate
Berenjena	Espárrago	Alcachofa
Café	Melón	Apio
Cebolla	Té	Arándano
Chile, clavo, curcuma, comino, laurel, jengibre...	Verduras de hoja verde	Brócoli
Garbanzos	Verduras amarillas	Coliflor
Pimentón, tomillo...		Espárragos

PICANTE	AMARGO	ASTRINGENTE
		Guisantes
		Higos
		Judías
		Lechuga
		Maíz
		Pescado fresco
		Repollo
		Setas
		Té verde

¿SABES QUE EN CADA MOMENTO DEL DÍA PREVALECE CADA DOSHA?

RUTINA DIARIA AYURVÉDICA

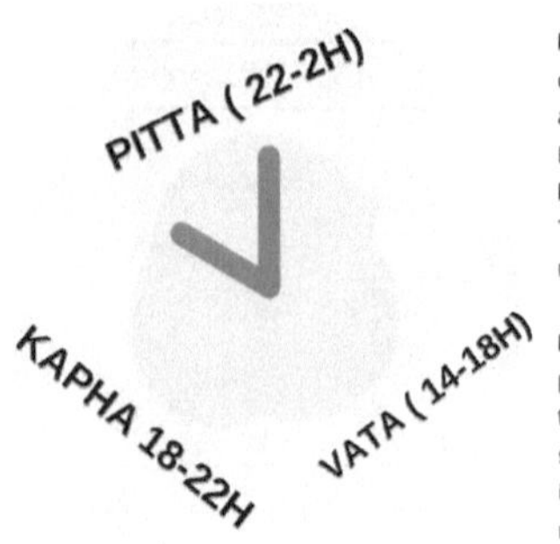

TARDES

Período Vata 14-18h: Otra vez gran actividad metabólica en el organismo. Si no comiste mucha cantidad y el alimento fue el adecuado, te sentirás con energía y mentalmente muy activo/a. Buen momento para hacer ejercicio

Período Kapha 18-22h: el cuerpo va preparándose para el descanso. Toma algo ligero, da un paseo, lee algo relajado, escribe, medita...Debes estar dormido/a a las 22h

Período Pitta 22-2h: Es importante estar dormido/a en este período porque este segundo período PITTA es muy útil para eliminar las toxinas del organismo. El fuego de Pitta acaba de digerir las toxinas y se produce la renovación celular. Si en este período estás despierto e ingieres alimento, tu organismo estará digiriendo el alimento y no renovando el organismo y eliminando toxinas, por lo que éstas se acumularán.

Sigue las recomendaciones de cada dosha para la cena y el sueño

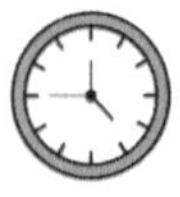

RUTINA DIARIA AYURVÉDICA

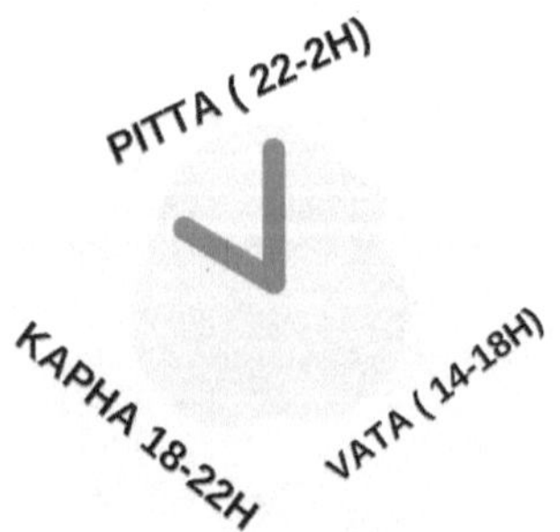

TARDES

Período Vata 14-18h: Otra vez gran actividad metabólica en el organismo. Si no comiste mucha cantidad y el alimento fue el adecuado, te sentirás con energía y mentalmente muy activo/a. Buen momento para hacer ejercicio

Período Kapha 18-22h: el cuerpo va preparándose para el descanso. Toma algo ligero, da un paseo, lee algo relajado, escribe, medita...Debes estar dormido/a a las 22h

Período Pitta 22-2h: Es importante estar dormido/a en este período porque este segundo período PITTA es muy útil para eliminar las toxinas del organismo. El fuego de Pitta acaba de digerir las toxinas y se produce la renovación celular. Si en este período estás despierto e ingieres alimento, tu organismo estará digiriendo el alimento y no renovando el organismo y eliminando toxinas, por lo que éstas se acumularán.

Sigue las recomendaciones de cada dosha para la cena y el sueño

RUTINAS ANUALES AYURVÉDICAS

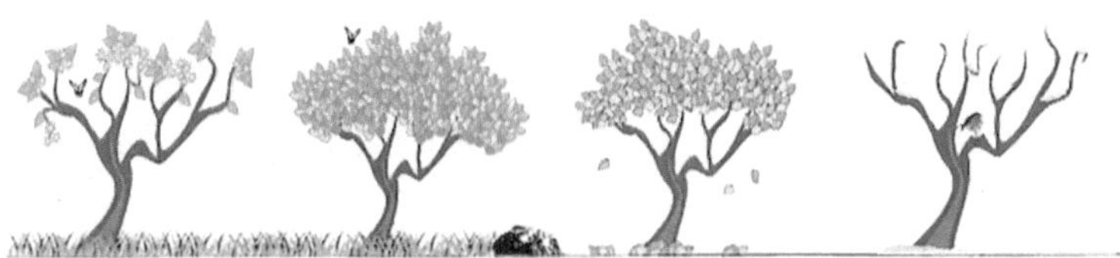

En cada una de las estaciones prevalece una energía determinada y el cuerpo, si no interfieres, se deja llevar por esta energía externa.

Dependiendo de cuál sea tu dosha predominante, deberás llevar las rutinas que te muestro, más o menos a rajatabla para mantener el equilibrio.

En Ayurveda se divide el año en tres estaciones, no en 4. Dando lugar a la estación Vata, Pitta y Kapha. Esto es una generalidad porque se debe adaptar a cada zona.

Debes tener en cuenta las siguientes características de cada estación:

- **Pitta**: prevalece el calor húmedo. Debes tener especial cuidados si tu dosha predominante es Pitta.

- **Vata:** prevalece el viento, la sequedad y el frío. Debes mantener el equilibrio, si tu dosha predominante es Vata.

- **Kapha:** el frío húmedo es la energía más común, con días nublados y zonas de nieve. Debes cuidar tu energía si tu dosha predominante es Kapha.

Dependiendo de la zona en la que vivas, las estaciones cambian y un periodo Vata se puede alargar un mes más en una zona que en otra, que es prácticamente inexistente. Por ejemplo, yo vivo en Galicia, en el noroeste de España, y la estación Pitta en esta zona no es tan intensa como en Barcelona, en el otro lado del país. Las temperaturas en verano son suaves y no alcanzan picos muy elevados.

Si tu constitución es Pitta y vives en Barcelona, tendrás más probabilidades de sufrir desequilibrios por exceso de Pitta que si vivieses en Vigo.

Ten en cuenta también que la energía que prevalece en las estaciones, no cambia de un día para otro sino es todo una progresión. Por ejemplo, Vata empieza a aumentar a finales del verano y va poco a poco creciendo hasta llegar a su máximo esplendor al final del otoño, cuando vuelve a decrecer paulatinamente, dando lugar al aumento de la energía Kapha, que va poco a poco aumentando hasta llegar a su mayor cúmulo al final de primavera cuando empieza decrecer y a dar lugar a Pitta que empieza poco a poco a aumentar el calor.

Pero es importante que entiendas que cualquier día nublado, que llueva aunque sea poco y que el calor no aumente demasiado, será un día Kapha aunque sea en verano. Ese día, las personas con un predominio en Kapha estarán más aletargadas, tendrán más pereza, tenderán a retener más líquidos... Nunca tanto como un día al final de la primavera cuando el cúmulo de Kapha está al máximo, pero también existe una influencia estés en la estación en la que estés.

ESTACIÓN VATA (OTOÑO Y PRINCIPIOS DEL INVIERNO)

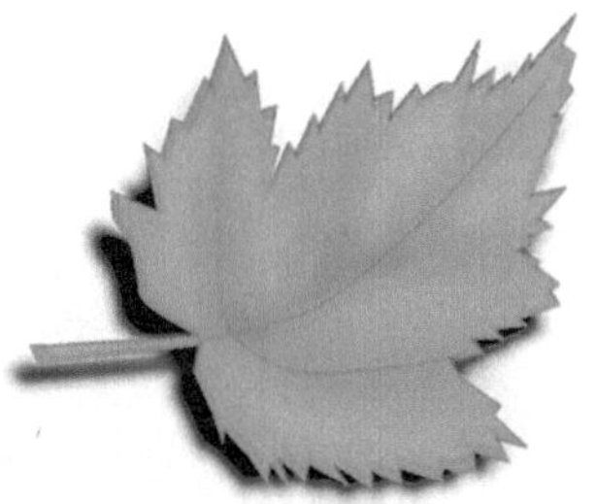

Los días tienden a ser fríos, secos y ventosos. Si tu dosha predominante es Vata puedes tender a, en esta época del año, pasar días de mucha energía y otros días sin embargo, te notas con muy poca. Esto se debe a que el aire aviva, pero demasiado viento apaga. Si tu predominio es Vata, debes estar más atento/a en esta época del año a seguir las recomendaciones para mantener el equilibrio sino presentarás desequilibrios por exceso de aire en general.

Siempre opta, sea cual sea tu dosha, por alimentos y bebidas calientes, platos más pesados tipo guisos y, en general, nútrete con comida bien cocinada. Procura beber siempre durante las comidas con agua templada, una infusión sería lo más adecuado.

Es normal que tengas más hambre pero no comas muchas cantidades de golpe porque no digerirás adecuadamente.

ESTACIÓN KAPHA (FINAL DEL INVIERNO Y PRIMAVERA)

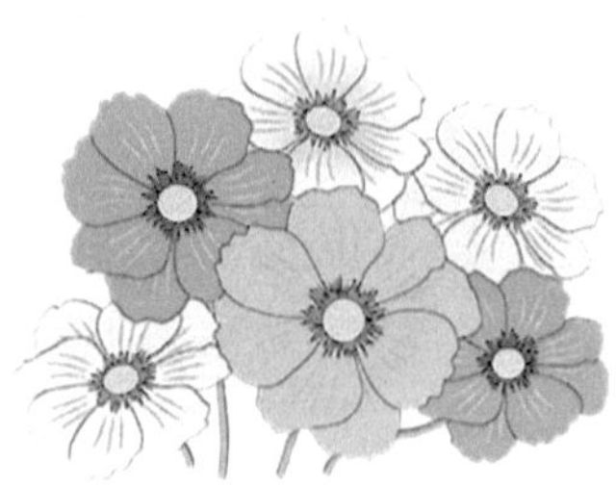

Los días tienden al frío y a la humedad y depende de en la zona en donde vivas, la nieve puede hacer su aparición. La niebla es muy común y las heladas en general.

Si tu predominio es Kapha deberás cuidarte especialmente en invierno y en Primavera para no presentar síntomas de esta época del año.

Elige una dieta ligera, seca y poco grasa. Reduce el consume de productos lácteos y come y bebe caliente.

Respeta los sabores y los alimentos que favorecen el equilibrio de esta energía, sobre todo si tu dosha predominante es este.

ESTACIÓN PITTA (FINAL DE PRIMAVERA Y PLENO VERANO)

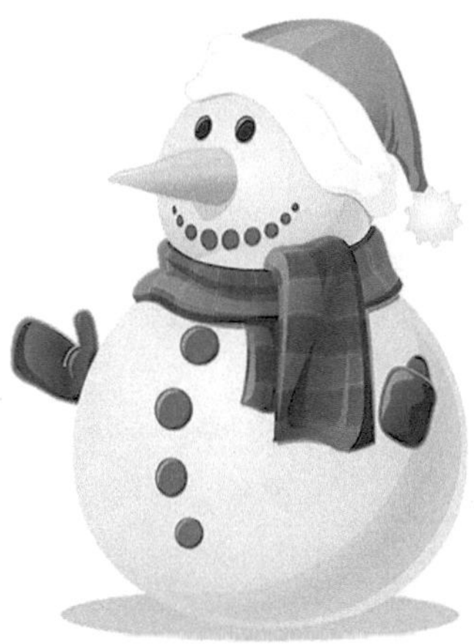

En esta época prevalece el sol y el calor. Aquí si que habrá diferencias del lugar donde vives, pues en las zonas de mar, el calor es húmedo y el dosha Pitta aumenta más que en zonas donde hay un calor seco. En ambos casos, si tu prevalencia es el dosha Pitta, tienes que mantener el calor en equilibrio.

Como exteriormente existe esta energía, tu fuego digestivo no está muy alto, por lo que tenderás a tener menos hambre. Come menos, no te empaches de comida en esta época del año pues la digestión no está preparada para recibir gran cantidad de alimentos.

Come alimentos y bebidas frescas pero no helados.

Bebe muchos líquidos pero nunca demasiado fríos porque refrescan al momento pero después tienes más sed porque tu cuerpo ha generado calor para contrarrestar esa energía fría.

Sigue las recomendaciones para equilibrar a nivel alimentario el dosha Pitta durante esta época del año.

AROMATERAPIA Y AYURVEDA

AROMATERAPIA Y CORRECCIÓN DEL DESEQUILIBRIO DEL DOSHA

Ya has descubierto cual es tu dosha predominante, es decir cual es tu naturaleza primordial.

Probablemente hayas descubierto muchas maneras de equilibrar tu energía cuando está en desequilibrio, por medio de hábitos de modo de vida y alimenticios.

Cuando presentas un desequilibrio, la Aromaterapia te puede ayudar mucho a restablecer tu flujo energético vital perdido.

¿Cómo debes utilizar los aceites que te mostraré a continuación para equilibrar tu dosha en desequilibrio?

Además de las que ya conoces: difusión en el ambiente, vía cutánea, una gota en tu cosmético de día y de noche, bañera…hay aplicaciones específicas más recomendables para los 3 doshas:

- Baño o baño de pies **para un desequilibrio de Pitta.**

- Unción de todo el cuerpo con un aceite vegetal de sésamo a la que añadirás una sinergia de aceites esenciales **para un desequilibrio por exceso de Vata.**

- Inhalación directa o en difusor **si el desequilibrio es por un exceso de Kapha.**

¿CÓMO ACTÚA EL ACEITE ESENCIAL PARA RESTABLECER EL EQUILIBRIO?

En primer lugar, la composición molecular de los aceites esenciales **le confieren una primera característica: positivantes o que aportan calor** ó **negativizantes o que aportan frío.** Esto se establece en el eje vertical de coordenadas.

ACEITES ESENCIALES
CALMANTES. QUE APORTAN
FRÍO
E J .
M A N Z A N I L L A

EQUILIBRANTES O
NEUTROS
EJ JARA

ESTIMULANTES
O QUE APORTAN
CALOR
EJ.CLAVO

Una segunda característica va a ser la posibilidad de aportar agua (humedad) o absorberla (sequedad). Esto me lo va a facilitar el eje horizontal.

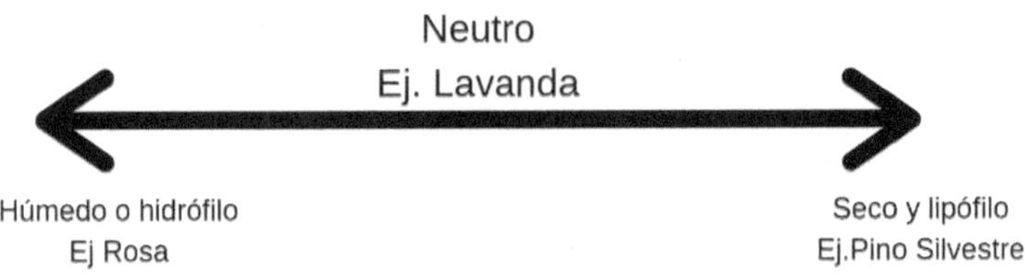

Una tercera característica debes tener en cuenta a lo hora de seleccionar el aceite esencial y es su consistencia: si es ligero y volátil o pesado. Por ejemplo, los cítricos son esencias muy volátiles y las resinas de los árboles son pesadas. Para un desequilibrio por Vata, por ejemplo, necesitarás un aceite que te aporte pesadez para paliar la volatilidad de Vata.

DESEQUILIBRIOS DE LOS DOSHAS Y CORRECCIÓN

Un desequilibrio en cualquiera de los 3 doshas te va a hacer aumentar las características de ese dosha por ello tendrás que aplicar la energía contraria para equilibrarlo. Por ejemplo, si tu naturaleza es predominantemente Vata (frío-seco y ligero) y sufres un desequilibrio en Vata, por ejemplo ansiedad, nerviosismo y estreñimiento. Tendrás que equilibrar esta energía con aceites calientes, húmedos y pesados para contrarrestar el exceso que estás sufriendo.

¿Qué pasaría si en el caso anterior comieses una ensalada de lechuga, tomate, espárragos y espinacas? Que tu frío aumentaría y no contrarrestarías la ligereza que ya tiene el exceso de aire, por lo que te sentirías más ansioso/a, con gases y el estreñimiento no mejoraría.

Si comieses caliente y más pesado y te aplicases una sinergia de aceites para equilibrar Vata en una base de aceite de sésamo, te sentirías mucho más tranquilo/a, harías mejor la digestión y eliminarías los residuos más fluidamente.

- **Vata**. Las características de este dosha son: ligero, móvil, frío y seco, por lo tanto tendrás que aplicar aceites pesados, calientes y húmedos. El aceite vegetal más indicado es el sésamo porque aporta calor ya de por sí y si lo mezclas con aceites esenciales que equilibran Vata, los efectos de la sinergia, se multiplicarán.

- Otros aceites esenciales para tratar un vata en exceso: ajowan, Tulsi (albahaca sagrada), cajeput, comino, alcanfor, cardamomo, gaulteria, mirra, cedro, jazmín, flor de loto, cúrcuma...

ACEITES ESENCIALES PARA EQUILIBRAR VATA

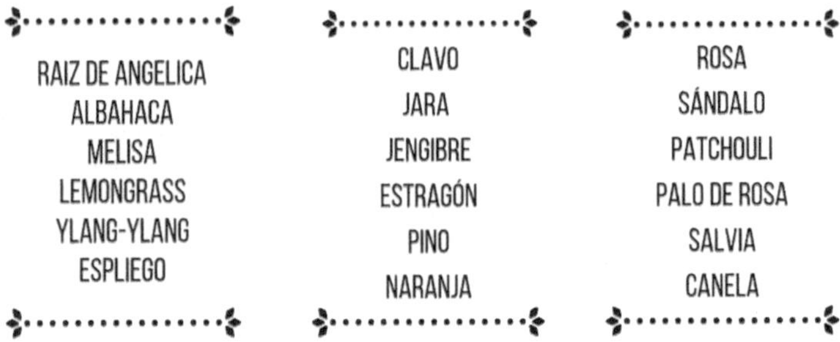

- **Pitta.** Si algo caracteriza a este dosha es que es ligero, caliente y húmedo, los aceites pesados, refrescantes y secos equilibrarán a Pitta. Los aceites vegetales de calófilo, de coco o de oliva, son buenos aceites bases para realizar las sinergias.

- **Kapha.** Este Dosha es pesado, frío y húmedo y para equilibrarlo necesitarás aceites ligeros, calientes y secos. La Jojoba, la Avellana y la Rosa Mosqueta son buenos aceites vegetales para realizar las sinergias para equilibrar Kapha.

Estos aceites esenciales podrás aplicarlos en difusión o vía cutánea para equilibrar los 3 doshas cuando no hay un desequilibrio acusado en alguno de los tres.

Cada uno de ellos tiene mayor afinidad por una unidad energética o chakra pero no prevalece ninguna energía de manera primordial, por eso pueden equilibrar cualquiera de los tres doshas.

ACEITES ESENCIALES PARA EQUILIBRAR LOS 3 DOSHAS

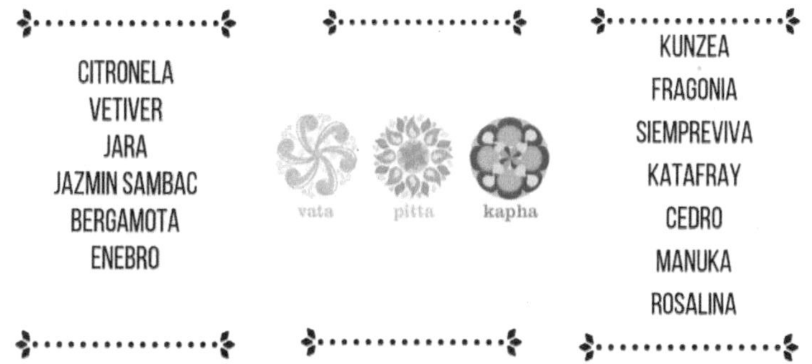

CITRONELA		KUNZEA
VETIVER		FRAGONIA
JARA		SIEMPREVIVA
JAZMIN SAMBAC		KATAFRAY
BERGAMOTA		CEDRO
ENEBRO		MANUKA
		ROSALINA

Ya sabes que para mantener tu vitalidad en alza **debes tener el terreno saludable porque es del que se nutren las células de las que estás compuesto.**

Ya conoces **los síntomas de tener un terreno intoxicado.**

Ya conoces tu naturaleza primordial y todas las rutinas que debes aplicar para mantener tu equilibrio que es lo que favorecerá que tu terreno se encuentre en condiciones óptimas y tu energía se mantenga elevada.

Ahora vas a desarrollar las claves para limpiar y no seguir intoxicando el terreno del que se nutren tus células para que tu vitalidad se multiplique.

Como explique anteriormente, lo vas a lograr cuidando tres aspectos:

- Lo que piensas

- Lo que te mueves

- Lo que introduces en tu cuerpo

PRIMERA PARTE:
LO QUE PIENSAS

Decía un sabio maestro oriental al discípulo que estaba intrigado de por qué siempre lo veía sonriente aún en las dificultades:

"Cada mañana cuando me despierto me hago esta pregunta a mí mismo: ¿Qué escojo hoy, alegría o tristeza? Y siempre escojo alegría"

Elige tus pensamientos.

"Limpia la basura, Dan. Basura es todo aquello que te mantiene alejado del momento que verdaderamente importa: aquí y ahora"

El guerrero pacífico

Este capítulo lo he desarrollado ampliamente en **"Tu Pasaporte Aromático"** Empieza por este primer paso para enfocar tu atención solamente en pensamientos y acontecimientos positivos.

Pensar es inevitable porque tienes un órgano que se llama cerebro y que su función es pensar. En tu mano está enfocar tu atención en situaciones, acontecimientos y hechos positivos para que tu cerebro sólo se alimente de estos hechos y que secrete más pensamientos positivos.

Donde va tu atención, allí va tu energía. Si centras tu atención en lo positivo, aquello se expande. Pero no por magia, sino por química pura y dura.

"Donde concentras tu atención, allí estás tu"

Si tu atención la limitas a ver acontecimientos positivos, noticias buenas, lees sobre gente exitosa, te centras en tus logros, das las gracias por todo lo que tienes en la vida…¿qué pensamientos crees que te va a mostrar tu cerebro? Los que conoce, ni más ni menos.

Si por el contrario sólo centras tu atención en lo negativo, en lo mal que están las cosas, en todo lo que te falta…tu cerebro te mostrará más de eso…

¿Me he explicado bien?

Donde enfoques tu atención es asunto tuyo, tú eliges…

Céntrate en la solución y no en el problema y estas soluciones se multiplicarán.

Compruébalo tú mismo/a…

A este proceso te ayudarán muchísimo los aceites esenciales porque te hacen el camino más placentero y ayudan a que tu terreno físico se libere de tóxicos y a que tu sistema se inunde de neurotransmisores que aportan bienestar y disminuyen el dolor.

Haz el recorrido de "Tu Pasaporte Aromático" y limpia todos tus pensamientos que son los que están limitando tu realidad y como dice la frase de la película " El guerrero pacífico": **limpia todo lo que te mantiene alejado del momento que verdaderamente importa: aquí y ahora.**

Si logras tener toda la vitalidad disponible para dar todo tu potencial en el momento presente y para lograr tu mejor versión, tus probabilidades de obtener éxitos se multiplicarán y tu vitalidad estará desbordada. Para llegar a este estado debes entrenar a tus pensamientos.

Pero¿has dicho entrenar?

Si has leído bien, la mente se entrena. Los pensamientos ya has visto que se pueden controlar, porque tú puedes controlar tu atención, aquello en lo que te enfocas. De ahí es de dónde surgen tus pensamientos.

Estos pensamientos positivos afectarán a que en lo físico, tu química sea beneficiosa para tus células y tengan más vitalidad para defenderse de agresores, neutralizar energías perversas del exterior...

Entrénate en ver, escuchar, decir, leer y contactar con cosas positivas. Elimina todo lo negativo de tu vida y tu atención se irá a ese polo. Recuerda una vez más el mecanismo de atención y céntralo sólo en lo positivo:

Pensamientos positivos generan **emociones positivas** que llevarán a realizar **acciones positivas** con **resultados positivos** que generan **experiencias positivas** y así refuerzas **creencias positivas** (que alimentan tus pensamientos) y vuelta a empezar.

El paso de enfocar tu atención sólo a lo positivo está en ti. Vuelve a leer este párrafo hasta que lo integres perfectamente. Tus pensamientos determinan tus resultados!!

Despierta!!!!

El problema viene cuando al enfrentarte a cualquier situación de la vida, en lugar de ver el aprendizaje que trae consigo esa experiencia, te pierdes en la forma que toma. Te enfadas con la persona implicada o contigo mismo/a...Para hacerte consciente de cómo reaccionas ante los hechos que te ocurren, debes tener paz interior y debes conectar asiduamente con tu mente, sino estarás sumido/a en el caos mental y no verás nada más.

Para entrenar tus pensamientos debes ser consciente de ellos.

¿Quieres conocer el mejor entrenador para tu mente?

EL PODER DE LA MEDITACIÓN

"En medio del movimiento y el caos, la quietud está dentro de ti"

Deepak Chopra

Lograr el equilibrio a nivel mental, te aportará una visión más clara de la situación. Al liberar las emociones y no convertirte en un ser reactivo, mentalmente tendrás más lucidez para tomar decisiones.

Derivada de la palabra latina meditación que significa "pensar, contemplar, idear, reflexionar", la meditación es la práctica de centrar su atención para ayudarte a sentirte tranquilo y darte una clara conciencia de tu vida. La meditación se ha utilizado y practicado en las sociedades orientales durante muchos miles de años, y ahora también se practica ampliamente en Occidente. Especialmente en los últimos años, ha habido una creciente conciencia de los efectos positivos que la meditación tiene tanto en el individuo como en la sociedad.

La meditación implica dirigir tu atención hacia el interior y enfocar tu mente hacia un lugar donde te estás conectando con la fuente y con tu ser universal. Si bien a menudo se considera una práctica espiritual o religiosa, se ha vuelto mucho más común en las culturas occidentales de hoy. La meditación es una herramienta que muchos utilizan para el desarrollo y crecimiento personal, y muchas personas exitosas y felices confían en sus beneficios.

Existen varios métodos de meditación disponibles para ayudarte a encontrar la paz mental que buscas. Una práctica diaria de 10 minutos junto con aceites esenciales, una o dos veces al día, puede ser un regalo increíble que te das a ti mismo. La meditación te ayudará a sintonizar con tu vida de vigilia de una manera que nunca pensaste que podrías experimentar. Tu conciencia se expandirá y podrás aprovechar una energía universal que te ayudará a sanarte a ti mismo y a tu vida. Es aquí donde desbloquearás lo que es meditación.

La meditación allana el camino para la curación emocional. También es un excelente método para equilibrar tus chakras. En un nivel energético, la meditación te ayudará a eliminar cualquier bloqueo que surja de mantener la ira y el resentimiento. La meditación anuncia lo que puede ser la parte más importante del proceso de curación de la energía, el perdón. El perdón abre tu conexión con otras personas y allana el camino para la paz mundial, tal y como experimentaste en "Tu Pasaporte Aromático"

Al elevar tu conciencia, estás ayudando a todos los demás en este planeta a hacer lo mismo. Todos estamos conectados por un vasto campo de energía.

Meditar es tomar conciencia de cuáles son tus pensamientos y de que ellos forman parte de ti pero no son tú. Al igual que tienes piernas pero no eres tus piernas, con la mente pasa lo mismo. Tienes una mente que te proporciona pensamientos y emociones pero tú no eres sólo eso.

Calma tu mente con la práctica de la meditación consciente. Realiza este ejercicio todos los días y notarás cambios significativos a partir de las primeras sesiones.

Realizar ejercicios de introspección y relajación mental te aportará calma y una visión interior en la que te harás consciente de tus propios pensamientos y formarás tu propio sitio interior de relajación que nadie te puede arrebatar.

Si no realizas ejercicios de introspección no conectarás con tu propia esencia interior y no serás consciente de tus pensamientos diarios que te pueden llevar a diferentes comportamientos. Por ejemplo, si un día cualquiera te notas triste y sin energía sin razón aparente, realiza un ejercicio de introspección y observa tus pensamientos recurrentes que probablemente sean los que te llevan a tu estado de tristeza y preocupación.

Diversos estudios confirman que la meditación es beneficiosa para mantener nuestra red neuronal, pero un estudio reciente de la *Universidad de Yale* concluye que las personas que practican la meditación a lo largo de su vida tienen mayor consciencia de si mismas y del presente y menos ensoñaciones.

Esto te permite mantenerte en el aquí y ahora más fácilmente y esta es una de las claves para ser feliz:

CONECTAR CON EL MOMENTO PRESENTE ¿POR QUÉ LA MEDITACIÓN?

Durante miles de años la gente ha utilizado la meditación para ir más allá de los pensamientos estresantes de la mente y de los trastornos emocionales, hacia la paz y la claridad de la conciencia del momento presente.

Algunas personas empiezan a meditar por alguna recomendación médica, buscando obtener beneficios de salud relacionados con su presión arterial, reducción de estrés o para lograr tener un sueño reparador. Otros se acercan a la meditación buscando alivio a pensamientos dolorosos, de miedo o de enojo que se encuentran constantemente en su mente. Y otros se acercan a la meditación para lograr una mayor comprensión de si mismos o para mejorar su habilidad de concentración.

BENEFICIOS DE LA MEDITACIÓN

- **Alivio del estrés y la ansiedad** (la meditación mitiga los efectos de la respuesta de "lucha o huida" la disminución de la producción de las hormonas del estrés, como el cortisol y la adrenalina). Los efectos del estrés sobre el organismo los he relatado en mi anterior publicación, a la que voy a añadir algún estudio más para que refuerces tu creencia de que debes eliminar el estrés de tu vida. Según el Instituto Nacional del Cáncer, "el estrés también puede conducir a comportamientos poco saludables, como comer en exceso, fumar o consumir drogas o alcohol, que pueden afectar el riesgo de cáncer". ¿Pero el estrés puede ser una causa en sí misma? Varios estudios parecen indicar que sí. Un estudio de 36,000 mujeres suecas de 30 a 50 años de edad que fueron seguidas durante un período de 14 años encontró que las mujeres en trabajos exigentes eran 30 por ciento más propensas a desarrollar cáncer de mama que aquellas que tenían trabajos menos exigentes o que no estaban tan estresadas por su situaciones de trabajo. La Dra. Emma Pennery de Breast Cancer Care, comentó sobre los resultados: los estudios anteriores no han proporcionado ningún vínculo convincente entre el cáncer de mama y el estrés. Una de las dificultades es que es difícil medir el estrés, es una cosa subjetiva. Pero si las personas están estresadas, eso puede llevar a un comportamiento poco saludable. Si las mujeres se sienten estresadas, es posible que no coman tan bien, pueden beber más y hacer menos ejercicio. Todo esto puede aumentar los riesgos de cáncer de mama. Otro estudio dirigido por Barbara Anderson de la Universidad de Ohio encontró que los pacientes con cáncer de mama que sentían un alto nivel de estrés tenían menos "células asesinas naturales". La Dra. Anderson dijo sobre sus hallazgos: Las células asesinas naturales tienen una función extremadamente importante con respecto a cáncer porque son capaces de detectar y matar las células cancerosas. Estos resultados, aunque preliminares, sugieren que el estrés psicológico puede jugar un papel en la forma en que el sistema inmunológico responde al cáncer.

- **Disminución de la presión arterial e hipertensión**

- **Disminución en los niveles de colesterol**

- **Obtienes un uso más eficiente del oxígeno** que es utilizado por tu cuerpo

- **Te volverás menos reactivo**

- **Aumento de la producción de la hormona DHEA** anti-envejecimiento

- **Un sueño más reparador**

Descárgate aquí esta meditación guiada que debes realizar todo los días para entrenar tu atención:

La mente te jugará malas pasadas, sobre todo al principio para que no realices este ejercicio, siempre tendrás algo que hacer.

Hazlo aunque sea sin ganas porque es una forma de decirle al subconsciente que mandas tú y poco a poco las resistencias van a ir a menos.

Ya decía Marco Aurelio:

"Tienes poder sobre tu mente, no sobre los acontecimientos externos. Date cuenta de esto y encontrarás la fuerza"

Simplemente sublime.

Ser consciente de esto, te cambiará la vida.

Te acuerdas que tus pensamientos promueven tus emociones y ¿sabes que si es al contrario, tu sistema energético se debilita?

Enseguida te explico por qué

DESCUBRE AL MAYOR MANIPULADOR DE PENSAMIENTOS: EL FACTOR EMOCIONAL

"La felicidad se alcanza cuando lo que uno piensa, lo que uno dice y lo que uno hace están en armonía"

Gandhi

A nivel emocional estás totalmente condicionado/a desde bien pequeño/a y probablemente no seas consciente de ello.

El equilibrio emocional te permitirá no reaccionar continuamente ante hechos externos, te permitirá volverte una persona emocional que no condiciona su comportamiento sólo por sus emociones. La categoría de emociones buenas y malas no es correcta, las emociones simplemente son y según tu naturaleza, tendrás tendencia a sentir de diferentes maneras.

Por ejemplo, en una situación de estrés una persona puede reaccionar con preocupación, con enfado, con miedo...dependiendo de su naturaleza y sus condicionamientos como ya has aprendido anteriormente.

Sería más correcto clasificar las emociones en dos grupos: aquellas que te proporcionan Paz y las que te la quitan.

En primer lugar, debes cambiar tu fisiología si quieres sanar una emoción que te ha quitado la Paz. **Si cambias tu fisiología, cambias tu estado**. Si andas con los hombros hacia delante y con la cabeza mirando hacia abajo, tu estado será de desánimo. Si pones los hombros hacia atrás y miras hacia delante, tu estado será de éxito.

Adopta una fisiología vital para sentirte vital. Si cambias tu respiración, tu postura, la forma en la que te hablas y cambias dónde enfocas tu atención, los cambios en ti serán brutales, sabes ¿por qué?

Porque tus pensamientos cambiarán lo que llevará a que cambien tus acciones y con ellas tus resultados.

La manipulación de tu fisiología es una herramienta para cambiar tu pensamiento y tu cerebro. Por eso cuando tu fisiología se viene abajo, tu estado de ánimo también decaerá. Si un día te encuentras bajo de energía, súbela como quieras: haz ejercicio, sal a caminar recto/a y decidido/a, salta, baila, canta, practica el ejercicio de respiración, empieza a sonreír aunque sea forzadamente...Da igual tú hazlo y verás los cambios.

"Toda acción viene precedida por un pensamiento; todo pensamiento determina una acción"

Si reprimes tus emociones, en primer momento buscarán manera de manifestarse de alguna manera y tus situaciones diarias estarán inmersas en esta emoción que estás reprimiendo y casi siempre es inconscientemente. Por ejemplo, si tiendes a preocuparte en exceso porque tienes miedo siempre se te presentarán situaciones (y las buscarás inconscientemente) en la vida para poder liberar ese miedo que si no liberas y te haces consciente de él, seguirás sintiendo.

Si sigues reprimiendo tus emociones durante tiempo, se estancarán y se convertirán en un tóxico para tu organismo.

¿Sabes que el 20% de la población adulta española padece ansiedad?

De acuerdo con datos de la universidad de Virginia, 40 millones de adultos entre 18 y 54 años de EEUU presentan anualmente un trastorno de ansiedad. Esto equivale casi a la totalidad de la población de España padeciendo este trastorno.

¿Sabías que la serotonina es un neurotransmisor que actúa inhibiendo la ira y la agresividad entre otros beneficios que tiene en el organismo, como es mantener el estado de optimismo?

Este neurotransmisor se segrega en la red neuronal del intestino grueso, de ahí la importancia de tener un intestino en buen estado y de alimentarte correctamente.

Recientes estudios de la universidad de UCLA, relacionan una saludable flora intestinal con un buen estado anímico. Si tienes una alteración en la flora intestinal, tendrás desequilibrios emocionales frecuentes, padecerás fatiga y tendrás el sistema inmune alterado.

Para mantener niveles adecuados de este neurotransmisor debes evitar la comida precocinada, las bebidas energéticas, la bollería industrial, debes hacer ejercicio asiduamente, vete a darte un masaje, practica la respiración y medita. Estas técnicas harán que tus niveles de serotonina aumenten y la ira no te desestabilice y te provoque desgaste energético.

Ahora voy a abordar el punto central del control emocional.¿Estás listo/a?

Hasta ahora has visto qué cuestiones resultan nefastas para tu sistema, has comprendido que retener y no mostrar las emociones resulta un veneno para tu organismo, la pregunta que te estarás haciendo es:¿qué tengo que hacer para liberar mis emociones y que no resulten un tóxico para mi organismo?

Vamos allá porque estoy segura de que estás preparado/a

¿CÓMO LIBERAR TUS EMOCIONES?

"Hay un poder tan grande del alma sobre el cuerpo, que cualquiera que sea la forma en que el alma se imagina y sueña, allí lleva el cuerpo"

Agripa

Va a sorprenderte lo fácil y lo integrada que tendrás la técnica una vez la practiques pero antes de aprenderla vas a cuestionarte un punto fundamental: vas a identificar la emoción que estás sintiendo: miedo, enfado, tristeza, culpa, resentimiento...Normalmente las emociones más fáciles de identificar son la tristeza y el enfado porque son las más "externas" Aunque a menudo una se tapa a la otra tal y como explica **Jorge Bucay** en un cuento que dice así:

"En un reino encantado al que los hombres y las mujeres nunca pueden llegar, o quizás donde las mujeres y los hombres transitan eternamente sin darse cuenta...En un reino donde las cosas no tangibles se vuelven concretas...había una vez una laguna de agua cristalina y pura donde nadaban peces de todos los colores y donde miles de verdes y rojos y amarillos se reflejaban permanentemente...

Hasta ese estanque mágico y transparente se acercaron a bañarse haciéndose mutua compañía la tristeza y la furia.

Nos enojamos con la muerte de un ser querido. Nos ponemos furiosos con la infidelidad del ser amado

Las dos se quitaron sus vestimentas...y desnudas las dos...entraron al agua. La furia, de prisa (como siempre está la furia), urgida -sin saber por qué- se bañó rápidamente y más rápidamente aún salió del estanque...

Pero la furia es ciega, o por lo menos no distingue claramente la realidad, así que, desnuda y apurada, se puso, al salir, la primera ropa que encontró, que resultó no ser la suya, sino la de la tristeza...

Y así vestida de tristeza, la furia desapareció en el bosque.

Muy calma y muy serena, dispuesta como siempre a quedarse en el lugar donde está, la tristeza terminó su baño y sin ningún apuro (o mejor dicho sin conciencia del paso del tiempo), con pereza y lentamente, salió del agua. Ya en la orilla se encontró con que su ropa no estaba donde ella la había dejado.

Como todos sabemos, si hay algo que a la tristeza no le gusta es quedar al desnudo, así que, sin otra forma de ocultar su desnudez, se puso la única ropa que había junto al estanque, la ropa de la furia.

Cuentan que desde entonces, cuando uno se encuentra con la furia, ciega, cruel, hiriente y enfadada... debe tomarse el tiempo de mirar bien, porque podríamos descubrir que esta ira y enojo que vemos sea tan sólo un disfraz. Si así sucede, atención, porque detrás del disfraz de la furia, en realidad...siempre está escondida la tristeza."

Liberar las emociones no es fácil porque es doloroso y la mente te engañará para que no sufras. No lo pienses mucho y si las primeras veces no pasa nada, tu persevera. **Simplemente haz lo siguiente para liberar tus emociones y que no se estanquen**:

✓ **Hazte consciente de la emoción que sientes**. Párate a pensar y sé sincero/a con la emoción que sientes. Analiza cuál es la emoción predominante que sientes en una situación de estrés: rabia, enfado, tristeza, miedo, culpa...

✓ **Asume que la responsabilidad de gestionar esa emoción**. Renuncia a culpar a nadie de esta emoción. Es tuya, sale de ti, nada ni nadie tiene la culpa de esta emoción. Ni el gobierno, ni tu vecino, ni tu suegra...nadie es responsable de lo que tú sientes. El otro es cómo es, no debes sentir la necesidad de cambiarlo. Darte cuenta de esto te proporcionará mucha felicidad. ***Wayne Dyer*** explicaba en una ocasión este hecho de la siguiente manera: si exprimo una naranja da zumo de naranja no de limón. Cuando yo exprimo a alguien, cuando le provoco, esa persona da lo que tiene dentro. Si no lo tuviese dentro, no saldría de ella...Si tú no tuvieses enfado dentro, no te enfadarías cada vez que alguien te presiona o te insulta. No justifico ni defiendo que alguien te pueda insultar, pero tampoco se justifica tu reacción de respuesta si es la misma.

✓ **Siéntela.** Para poder liberar la emoción primero debes sentirla. Las diferentes emociones se concentran más en centros energéticos distintos: el enfado, la ira y el resentimiento se sienten en el intestino, el nerviosismo en el estómago, el miedo en el corazón, la frustración en la garganta...Pon atención en tu síntoma físico y le restarás poder a nivel mental. La intensidad de la emoción es directamente proporcional al síntoma, es decir, si tú te enfadas mucho con una persona porque detectas una traición, tu síntoma físico en el intestino será mucho mayor que si te enfadas con tu hijo porque no hizo la cama. El primero puede provocarte una diarrea de 3 días y el segundo no porque la repercusión para ti, no es significativa.

✓ **Exprésala**. Cualquier emoción si no la expresas se vuelve tóxica. Las emociones siempre hay que movilizarlas. Siempre debes expresar una emoción con la máxima siguiente por delante: **nunca te dañes a ti ni a otros** porque sino tendrás un problema añadido que atender antes de gestionar esa emoción. Cuando sientas la emoción lo mejor es expresarla por escrito desde tu punto de vista, después poniéndote en la perspectiva de la otra persona y por último como si fueras una tercera persona, como si fueras un periodista que está viendo la escena. Al expresarlo desde 3 puntos de vista, la emoción va a ir perdiendo energía porque estás expandiendo tu conciencia. La contracción es lo que mantiene las emociones reprimidas, la expansión libera.

✓ **Compártela**. Comparte estos tres puntos de vista con alguien en quien confíes, no solo te ciñas a un punto de vista porque estás contrayendo otra vez. Sigue liberando.

✓ **Libérate de la emoción.** Si ya has cumplimentado *"Tu Pasaporte Aromático"* ya te habrás liberado y si aún no lo has hecho, no esperes más. Haz ese viaje interior que te liberará de todas tus ataduras internas. Los rituales aromáticos son una herramienta muy potente para liberarte de todo aquello que no deseas en tu vida. En primer lugar porque estás poniendo conciencia en solucionar esa situación y a continuación porque estás trabajando y dedicándote a solucionarla.

EL FACTOR ENERGÉTICO: TU SISTEMA DE CHAKRAS

Como he ido nombrando a lo largo de este libro y en el anterior: ***"Tu Pasaporte Aromático"*** los chakras son los centros que controlan tu sistema energético. Son denominados la base de la salud porque son la base del equilibrio.

En el organismo y en la naturaleza el equilibrio es la clave del bienestar. Tanto si llueve mucho como si hay una gran sequía las consecuencias pueden ser nefastas.

Cualquier desequilibrio que comiences a sufrir, empezará por un síntoma a nivel energético: dolores musculares, fatiga, duermes mal, dolores de cabeza…

Este recorrido energético lo has realizado en el primer libro y si sigues las instrucciones de esta segunda parte para aumentar tu vitalidad, el resultado será increíble!

Puede que ya lo estés comprobando tú mismo/a.

En bioenergética, el ser humano se considera como un todo.Tus pensamientos y tus emociones van a tener repercusiones a nivel físico y viceversa. Si no cuidas el físico, tus emociones y pensamientos van a estar intoxicados también.

Párate a pensar y reflexionar sobre esta cuestión y no te creas nada de lo que vas a leer, experiméntalo. Si no lo llevas a la práctica sería como pensar toda la vida en montar en bicicleta, incluso ganar el.tour de Francia con la mente...sin nunca haber puesto tus nalgas en el sillín.

Conozco en profundidad los aceites esenciales y he trabajado con ellos en multitud de casos. Son el catalizador energético más inmediato que he visto. Las personas entran y salen de los talleres y de las sesiones con otro semblante. La energía cambia automáticamente.

Has venido aquí a experimentar y es tu manera de aprender. Todas las experiencias que te ocurren son oportunidades para comprender que la clave de encontrarte en consonancia y feliz, está en ti y solamente en ti. Nada del exterior te puede hacer sentir feliz o infeliz porque el que sientes eres tú!

Experimenta, equivócate, acierta, fracasa, llora, ama, ríe, da puñetazos, baila, grita...vive al fin y al cabo!

La palabra Chakra significa "rueda" en sánscrito.

El ser humano tiene 7 chakras principales y otros chakras secundarios en las manos, en las plantas de los pies, en los pezones, en las articulaciones....

A través de los chakras, la energía vital o prana entra en el organismo, le da vida y lo mantiene.

Cuando los chakras son débiles o frágiles, la energía vital no puede entrar y fluír en el organismo adecuadamente y esto hace que el prana se bloquee en determinadas zonas con diferentes consecuencias según la ubicación.

A cada chakra le corresponde una piedra, un sonido, un color, uno o varios aceites esenciales...que le aportan fluidez y liberan la energía.

El chakra es un punto de energía dotado de dos "aperturas": una anterior y una posterior, que gobierna diferentes funciones según su ubicación.

La medicina psicosomática enseña que los problemas se manifiestan a nivel físico proviniendo de un desequilibrio emocional materializado en el cuerpo.

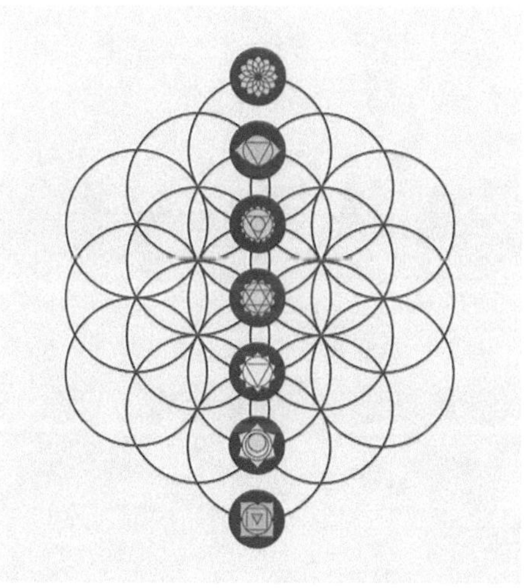

Los aceites esenciales, a través de los canales olfativos, actúan sobre las zonas más profundas de tu cerebro, estimulando recuerdos y haciendo remover emociones pasadas como comprobaste en *"Tu Pasaporte Aromático"*

Los aceites son pura energía que reequilibran tu energía vital de manera inmediata

Reequilibra tu sistema energético, sigue los pasos y verás tu vitalidad multiplicada.

La energía es movimiento y tu cuerpo está hecho para moverse ¿a qué después de un día de trabajo agotador te encuentras mejor si te vas a dar un paseo antes de acostarte?

Ahora mismo sabrás por qué te ocurre esto…

SEGUNDA PARTE

LO QUE TE MUEVES

"Si el cuerpo no se mueve, la esencia (los fluidos vitales) no circula. Cuando la esencia no circula, la energía se estanca"

Confucio

EL CUERPO FÍSICO ESTÁ HECHO PARA MOVERSE

"El espíritu no se puede sanar, si el cuerpo no está sanado"

El cuerpo físico está diseñado para moverse. ¿Qué formas de movimiento presenta el cuerpo para favorecer la eliminación de tóxicos y la correcta alimentación de sus células para que estén llenas de energía?

- La respiración

- El ejercicio físico

¿RESPIRAS CORRECTAMENTE?

"La respiración es el puente que conecta la vida con la consciencia y que une el cuerpo con el pensamiento"

Thich Nhat Hanh

Respirar es la acción corporal más inevitable de tu organismo, para vivir tienes que respirar obligatoriamente, sólo podrías sobrevivir entre 3 y 4 minutos sin aire.

Es de vital importancia el modo que tienes que respirar, más importante todavía que la calidad del aire en sí.

La correcta respiración regula tu sistema circulatorio que es el encargado de llevar oxígeno y alimento a las células y de regular también el sistema linfático que se encarga de limpiar el organismo de toxinas, además de que es el que contiene los glóbulos blancos del organismo.

Cada célula de tu cuerpo está rodeada por linfa. El oxígeno y los nutrientes son enviados a las células por medio de la sangre que es bombeada por el corazón a través de las arterias y los capilares. Dichas células a las que llega el alimento captan lo que necesitan, recogen el oxígeno y los nutrientes y expulsan toxinas.

Las células muertas, las proteínas de la sangre y las toxinas, se evacúan a través del sistema linfático. Este sistema no tiene un órgano que lo propulse como el corazón sino que es activado por medio del movimiento muscular y de la respiración.

El buen funcionamiento del organismo depende del sistema linfático en buen estado porque es el que lo libera de toxinas y permite una correcta oxigenación de las células.

Estas sustancias tóxicas, una vez han sido recolectadas por la linfa, van a los ganglios linfáticos y allí se destruyen.

¿Sabes que si tu sistema linfático se paralizase durante 24 horas morirías por autointoxicación?

El estudio definitivo sobre la importancia de la respiración, lo realizó el doctor ***Jack Shields***, un linfólogo de Santa Bárbara que realizó un estudio pormenorizado sobre el sistema inmunológico. Introdujo cámaras en el cuerpo para descubrir qué era lo que estimulaba el sistema inmunológico. Descubrió y concluyó que la respiración diafragmática era el método más eficaz para conseguirlo.

Este tipo de respiración crea un vacío que aspira la linfa y multiplica la velocidad a la que el cuerpo elimina las toxinas.

El diafragma es el músculo principal de la respiración y se sitúa debajo de los pulmones. Su forma recuerda a una medusa que se abre y se expande y después se cierra y se contrae.

Al inspirar y expirar se produce un masaje en los órganos internos y además también beneficia la postura de la columna vertebral que se estira cada vez que inspiras.

El diafragma funciona como el émbolo de una jeringa, desciende y se aplana al inspirar, empujando hacia abajo las vísceras abdominales, por eso se hincha la barriga. Esta presión provoca un masaje en estas vísceras ayudando a la entrada y salida de sangre en ellas, como si fuese un bombeo. También mejora a este nivel el tránsito intestinal.

No te olvides que el diafragma es un músculo que no para de entrenar por eso tiende al acortamiento y por este motivo conviene que lo cuides mucho.

En situaciones de estrés se acorta y se contrae más todavía, por eso tienes la sensación de que te falta el aire. Es el músculo de los impactos emocionales.

Emociones como el miedo, la angustia, la ansiedad… influyen en tu capacidad respiratoria y hacen que sea mucho más superficial y rápida, el diafragma no tiene capacidad para expandirse.

Si tienes demasiada tensión muscular en el diafragma, tu postura tenderá a encorvarse y tus hombros se adelantarán.

Para relajar el diafragma, haz el ejercicio que propongo al acabar el capítulo. Verás cambios increíbles en poco tiempo.

Además de aumentar la eliminación de toxinas por medio del sistema linfático, **la respiración adecuada lleva el oxígeno a las células.** Hay numerosos estudios que se han realizado, disminuyendo la cantidad de oxígeno que reciben las células sanas, convirtiéndose así en células malignas.

La conclusión en los estudios al respecto es que la falta de oxígeno de las células, es que provoca un gran deterioro de éstas y su transformación en células malignas.

Si tus células están deterioradas, tu organismo estará deteriorado porque tú estás formado/a por trillones de células.

El aumento de flujo de oxígeno también afectará a tu capacidad de atención, de concentración y te permitirá volverte más consciente a todos los niveles.

Cuando respiras de una manera correcta, **los niveles de cortisol en sangre disminuyen, además de la adrenalina y noradrenalina**. Estas hormonas también deprimen el sistema inmunitario por lo que respirar correctamente mejorará las defensas de tu organismo.

A la vez que disminuyen estas hormonas que el organismo secreta cuando detecta peligro, también **aumenta la secreción de los opiáceos naturales del organismo**, llamados endorfinas que se producen en el hipotálamo y la pituitaria. Son las moléculas encargadas de aumentar tu resistencia al dolor, por lo que cualquier dolor que puedas estar pasando va a disminuir de intensidad y provocarte sensación de bienestar. Está demostrado que el ejercicio físico asiduo provoca una liberación masiva de endorfinas.

"La respiración es vida. Quien respira a medias, vive a medias"

Proverbio

Te muestro a continuación un ejercicio de respiración muy sencillo para eliminar toxinas y que te recomiendo que realices todos los días por la mañana. Al levantarte es el mejor momento para eliminar todas las toxinas producidas durante la noche.

Conecta en primer lugar con tu respiración.

Ponte en una postura cómoda, coge 1 gota de esencia de limón y aplícatela en la cara interna de las muñecas. Inspira profundamente y cierra los ojos.

Pon una mano en el estómago y siente cómo se hincha y se deshincha el abdomen.

Coge aire por la nariz, nota cómo se hincha la barriga, aguanta 3 segundos el aire y suéltalo también por la nariz. A continuación, empieza a inhalar la esencia de limón.

- Mejor no tengas perfumes aplicados en el cuerpo.

- Aplica 1 gota de la esencia de limón en la cara interna de las muñecas e inhala profundamente (añade 1 gota de aceite vegetal de almendras si tienes la piel sensible)

- Realiza después la segunda inspiración un poco más profunda

- Inspira contando hasta 4 segundos

- Mantén el aire en 16 segundos

- Exhala en 8 segundos

El tiempo de mantener el aire es importante para que las células se llenen de oxígeno y energía. La exhalación debe ser del doble que la inspiración para mejorar la liberación de toxinas.

Escanea el siguiente código y descárgate la respiración guiada:

EL EJERCICIO FÍSICO

"Si quieres ser fuerte, hazte fuerte "

El año pasado la O.M.S dió la voz de alarma mostrando el siguiente dato: el 60% de la población mundial no realiza la actividad física necesaria para obtener resultados para su salud y concluye:

"Por consiguiente, las enfermedades no transmisibles asociadas a la inactividad física son el mayor problema de salud pública en la mayoría de los países del mundo. Se necesitan con urgencia medidas de salud pública eficaces para mejorar la actividad física de todas las poblaciones"

Los datos continúan y nos dicen que el sedentarismo ocupa el cuarto lugar entre los principales factores e muerte en todo el mundo o lo que es lo mismo 3,2 millones de personas mueren cada año como consecuencia de la inactividad física.

¿Te parece poco para empezar a poner medidas? Y si a la inactividad física unimos la mala alimentación, se convierte en un cóctel molotov.

Para que el ejercicio físico sea completo hay que combinar el movimiento cardiovascular o aeróbico, la fuerza y la flexibilidad.

El ejercicio aeróbico como caminar, nadar, andar en bici, bailar o hacer elíptica son los más recomendables para quemar grasa y favorecer la eliminación de líquidos, toxinas y para movilizarte a nivel energético.

El ejercicio genera una limpieza interna de todos tus órganos y del sistema linfático. Cuando respiras profundamente llenas de oxígeno tu cuerpo y favoreces el correcto funcionamiento de tus células y la eliminación de toxinas a través del sudor.

Realizar 30 minutos de ejercicio al día te valdrá para ver antes los resultados y mejorar tu tono muscular.

Te recomiendo que no te saltes este punto porque gracias al ejercicio liberarás toxinas mucho más rápidamente y verás progresos que te animarán a seguir con tu objetivo de una manera más fácil.

Gracias al ejercicio liberarás endorfinas que son neurotransmisores secretados de una manera natural y que ayudan a quemar grasa. Además rebajarás tu nivel de estrés y te sentirás con más fuerza para afrontar este reto.

Las endorfinas tienen propiedades analgésicas y estimulantes que hacen reducir sensaciones de dolor y estados de ánimos negativos.

La fuerza se obtiene realizando ejercicios de pesas, tanto con máquinas como utilizando el propio peso de tu cuerpo. A medida que cumples años, la masa muscular disminuye, por eso es imprescindible ejercitarla para que no se atrofie. Ejercicio tipo sentadillas, abdominales, lumbares...Lo mejor es que un especialista te haga una tabla personalizada según tu estado físico.

La flexibilidad debes trabajarla para evitar lesiones y para mejorar la respuesta muscular en general.

Por eso en Ayurveda se recomienda Yoga como ejercicio primordial, pues aúna ejercicio aeróbico, fuerza y flexibilidad, convirtiéndose en un ejercicio completo en sí mismo.

Cada uno de los doshas tiene un tipo de ejercicio físico recomendado según la naturaleza de los elementos que lo componen tal y como indico en el esquema de la página siguiente.

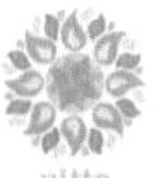
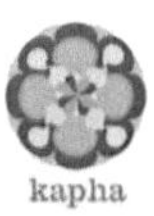

EJERCICIO PARA TU DOSHA

@lavillaromatica

VATA (BAJO IMPACTO)

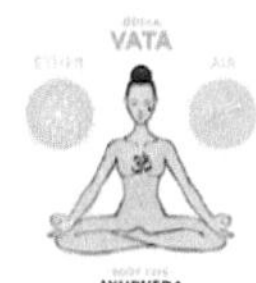

YOGA Y PILATES
CORRER /CAMINAR
BAILAR
PESAS/ENTRENAMIENTO DE FUERZA

PITTA

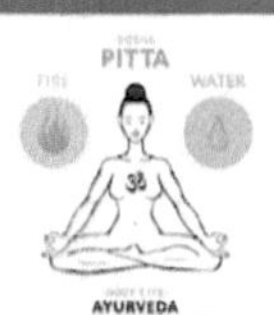

YOGA
NUNCA HACER EJERCICIO AL SOL
DEPORTES DE EQUIPO
DEPORTE EN EL AGUA
CAMINAR Y JOGGING

KAPHA

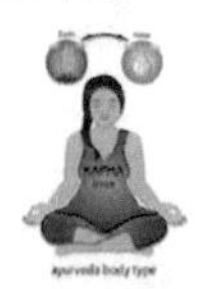

CORRER
CUALQUIER DEPORTE AEROBICO
YOGA DINAMICO

WWW.LAVILLAROMATICA.COM

TERCERA PARTE

LO QUE INTRODUCES EN TU CUERPO

" El Ayurveda trata y se basa en la digestión de lo que bebemos, las cosas que vemos, los libros que leemos, las conversaciones que tenemos y las emociones que sentimos. ¿Cómo digieres las experiencias de tu vida?"

Anja Brierley Lange
Maestra de Yoga

¿INTRODUCES SUSTANCIAS EN TU ORGANISMO QUE TE ESTÁN ENVENENANDO LENTAMENTE?

"La vida vive de vida"

En el organismo hay varias maneras de introducir sustancias:

- **Por medio de los alimentos.** Lo que comes va directamente a tu sistema digestivo para obtener nutrientes y energía que a las células le sirvan de combustible. Si optas por consumir alimentos que no van a aportar nutrientes sino que por el contrario van a provocar un desgaste energético por su alto contenido en tóxicos, tu energía vital estará por los suelos.

- **A través de tu piel.** No te olvides de lo que "comes" por la piel. En Ayurveda todo el órgano cutáneo se considera una gran lengua que absorbe lo que se aplica en la superficie. Si consumes sustancias tóxicas a través de la piel, éstas pasan directamente vía sanguínea a todo tu organismo, haciendo que tenga que luchar para eliminar estos tóxicos y restándote a sí energía vital.

- **La vista.** El cerebro ve por los ojos. Este punto ya lo he desarrollado anteriormente. Cuidado con lo que comes por los ojos porque es donde estás destinando tu atención y allí irá tu energía y tus pensamientos!

- **El olfato. Sobre el olfato he hablado largo y tendido en "Tu pasaporte aromático"** Este sentido es el único que une directamente el mundo exterior con el cerebro y hace que las reacciones químicas que favorecen tu bienestar y tu relajación sean prácticamente inmediatas. Introducir aceites esenciales a través del olfato es como inhalar vitalidad pura para tu sistema. Si introduces tóxicos a través del olfato, éstos estarán contaminando directamente tu cerebro.

- **El oído.** Al igual que con los ojos, si prestas atención a noticias malas o tus conversaciones y las de tus allegados son negativas, tu sistema lo estás nutriendo de negatividad y ¿cómo serán tus resultados? NEGATIVOS.

- **El contacto físico.** Estar en contacto con ambientes o personas muy negativas o en ámbitos que hay muchas discusiones y la energía está muy baja, afecta a tu campo energético de una manera inmediata. Tu energía se desploma. Seguro que lo has notado en alguna ocasión, que estando con determinadas personas empiezas a bostezar y con otras personas, te sientes pletórico/a! ¿Lo has experimentado? La solución es sencilla: multiplica las personas cuyo contacto te aporta bienestar y evita lo máximo posible a las personas que te restan energía y vitalidad y si tienes que estar en esos ámbitos, cambia tu energía con una vibración alta.

Una manera excelente de aumentar tu nutrir tu sistema energético a través del contacto es a través del masaje.

¿QUÉ BENEFICIOS ADICIONALES TIENE EL MASAJE PARA EL ORGANISMO?

- **Moviliza la circulación sanguínea y linfática**

- **Mejora la nutrición celular**

- **Relaja la musculatura y mejora las articulaciones**

- **Estimula las terminaciones nerviosas**. En el caso de la reflexología actúa sobre los órganos, estimulando ciertos puntos reflejos que tienen una influencia directa en órganos internos.

- **Aumenta la eliminación de toxinas**

- **Efecto antiestrés y relajante**. La liberación de endorfinas durante la sesión hace que aumente tu sensación de bienestar.

- **Mejora del sistema inmunitario**

- **Mejora la penetración en tu organismo de cualquier producto que se aplique durante el masaje.** Si el masaje te lo dan con aceites vegetales y esenciales, al aplicar el masaje y aumentar la circulación sanguínea de la zona, estas sustancias naturales que favorecen la desintoxicación, van a penetrar a través de la piel.

Pero vamos a ir por partes para ir asimilando toda la información. Habrá pasos que te cueste más dar que otros pero lo importante es que empieces por dar algún paso porque así será la señal de que quieres salir del lugar en el que estás y mejorar tu vitalidad y con ella mejorarás toda tu vida en general!

LA IMPORTANCIA DE LA ALIMENTACIÓN

"Cuando la alimentación es mala, la medicina no funciona; cuando la alimentación es buena, la medicina no es necesaria"

Proverbio ayurvédico

Todo lo que introduces en tu organismo tiene un efecto directamente sobre tu sistema digestivo y rápidamente sobre todo tu cuerpo porque la absorción de nutrientes a través de la digestión es rápida.

Los alimentos que ingieres y no digieres, forman una reacción inflamatoria en tu organismo, mientras que el alimento que se digiere y se asimila, forma parte de tu sistema, se integra en tus células y refuerza sus funciones.

El alimento nutre el cuerpo, la mente y el espíritu. La capacidad de digestión es fundamental para nutrir adecuadamente el cuerpo.

Es de vital importancia el alimento que comes pero también es sumamente necesario analizar la forma en la que ingieres el alimento.

Por ejemplo, si estás tomando una tortilla de huevos de casa con lechuga y tomate cultivados en tu jardín pero estás inmerso/a en una discusión, está la tele de fondo aportándote ruido…estás comiendo inconsciente y rápidamente…Aunque el alimento sea excepcional, tu capacidad de digestión está mermada porque la energía no se encuentra en el estómago. Tu sistema está en modo supervivencia y cuando entra este mecanismo, el organismo elimina la aportación sanguínea al tubo digestivo.

Es obvio que si te encuentras en la escena anterior y en vez de la tortilla casera con la ensalada del huerto, te comieras comida basura, los efectos serían desastrosos hasta tal punto que probablemente te pasarías la tarde tumbado/a y con la sensación de no haber hecho la digestión…

Tan importante es lo que comes como el ambiente que tienes mientras comes, cómo la forma que tienes de comer ese alimento.

RECOMENDACIONES ALIMENTICIAS GENERALES

- **Elige alimentos según la estación en la que estés y consúmelos recién preparados**

- **Toma comida fresca de la mejor calidad que puedas permitirte.**

- **Consume alimentos frescos y locales, preferiblemente de la región en la que vives.**

- **Elimina el consumo de alimentos envasados y procesados.** Totalmente prohibidos. Empieza viendo las etiquetas de los productos que consumes y consulta alguna página web para ver qué son realmente esas sustancias…En este momento hay muchas páginas para hacer este tipo de consultas. Te sorprenderás todo lo que lleva una simple caja de galletas…eso sí te las presentan muy apetecibles…

- **Que las frutas y verduras correspondan al 50-60% de tu alimentación diaria**. Tanto un grupo de alimentos como el otro, te aportan energía vital y a tu organismo no le cuesta prácticamente digerirlos. Promueven los procesos de desintoxicación naturales del organismo y aportan vitaminas esenciales para el correcto funcionamiento del cuerpo.

- **No comas si no tienes hambre.** Parece algo obvio, pero sin sensación de hambre el organismo no te está pidiendo ingerir alimento. Analiza si comes sin hambre.

- **Bebe 2 litros de agua/día.** Esta cantidad es una media. Hay personas que por su naturaleza y por sus desempeños físicos, necesitan beber más cantidad de agua. El agua es fundamental para eliminar los tóxicos en el organismo y para ganar vitalidad. El agua es energía.

- **Lávate las manos y la cara antes de empezar a comer**. Aplícate un hidrolato en el rostro y cabeza antes de comer. Este acto es para limpiar la energía tóxica que puedas haber acumulado a lo largo del día o de la noche.

- **Cuando estés comiendo, come.** No veas la televisión ni el smartphone. Recuerda que el sistema simpático se activa con el pensamiento y a través de lo que ves, si lo detecta como una amenaza. Automáticamente la irrigación sanguínea migra del estómago a los músculos…por lo que tu digestión necesita el doble de energía para producirse y no se efectuará adecuadamente. Concentra tu energía en el alimento y en el modo de ingerirlo. A esto te va a ayudar mucho el punto siguiente.

- **No comas si estás enfadado, deprimido o alterado**. Tu organismo tiene mermada su capacidad de digestión y no te nutrirás correctamente.

- **No comas justo después de hacer un gran esfuerzo físico**, deja pasar 1 hora de recuperación al menos.

- **Mastica bien, al menos 32 veces cada bocado**. Este es un buen modo de mantener la atención en el alimento que estás ingiriendo mientras cuantas hasta 32 veces.

- **Come a velocidad moderada**. No comas rápido, si no tienes mucho tiempo, te saciará más comer poco, lento y masticando bien que engullir una mayor cantidad en poco tiempo.

- **Llena 1/3 de tu estómago con comida, un tercio con agua y el otro tercio que quede vacío**. Siempre hay que quedarse con un poquito de hambre. La sensación de estar lleno, hace que el estómago tenga que trabajar el doble.

- **En cada comida no ingieras más de lo que pu**edas coger 2 veces en el cuenco de las manos.

- **No bebas durante las comidas bebidas heladas ni zumos de frutas**, lo ideal es tomar sorbitos de agua templada. En general el agua fría es devastadora para el organismo y para la digestión en concreto. El proceso en sí de la digestión debe activarse con calor, el frío hace que la digestión se detenga. Cuando el agua que tomas durante la comida es tibia o caliente permite que las grasas fluyan fácilmente a través del tracto digestivo. Favorece la digestión porque estimula las enzimas que la hacen posible y los alimentos se desintegran más rápido; también facilita el movimiento de los intestinos, especialmente si se toma un vaso de agua tibia con limón en ayunas.

Además purifica la sangre y mejora el proceso natural de desintoxicación del organismo a través de la piel, los riñones y el sistema linfático. Otra ventaja del agua a temperatura ambiente es que alivia los calambres, ya sean debidos a la menstruación o a algún problema digestivo. También conviene tomarla así si estás haciendo un proceso detoxificante. Eso se debe a que ayuda a sudar y expulsar toxinas.

- **Nunca cocines con miel** porque sus moléculas se convierten en una especie de pegamento que se adhieren a las membranas mucosas.

- **Por la noche, no comas alimentos que aumentan la energía Kapha** como melones, yogur, productos con sésamo, queso o helado.

- **No ingieras alimentos después de las 21h**. A nivel energético Pitta está en plenitud entre las 22h y las 2 de la mañana. En este período el organismo es cuando acaba de digerir todos los desechos del organismo que se han acumulado a lo largo del día. Si durante este tiempo, estás haciendo la digestión, el organismo no se depura correctamente, acumulando tóxicos más fácilmente. Para favorecer este mecanismo de desintoxicación, tampoco debes estar viendo películas violentas ni noticias que puedan alterar tu tranquilidad. A estas horas se recomiendan realizar actividades tranquilas como, una lectura tranquila, una tisana templada depurativa, ten una conversación positiva, escucha música relajante, haz el ritual aromático, medita, escribe… Estos hábitos diarios harán que la calidad de tu sueño sea muchísimo mejor y que facilites los procesos de desintoxicación del cuerpo.

HÁBITOS ALIMENTICIOS A EVITAR

- **Comer en exceso**. Centra tu comida principal a mediodía pero no comas grandes cantidades. Tú mismo/a habrás comprobado el efecto soporífero que tiene un atracón. Según tu Dosha ya tendrás una pauta adecuada sobre con qué frecuencia comer a lo largo del día.

- **Comer muy pronto después de una comida completa**. La comida principal es conveniente realizarla entre 12-14h porque es cuando el fuego digestivo está más activo. Procura realizar la siguiente comida no antes de las 18h. Dos horas es lo que necesita el intestino para volver a estar preparado para una comida completa.

- **Beber mucha agua o nada en absoluto durante las comidas**. Bebe pequeños sorbos de agua templada o si no te gusta así tómate una infusión para comer. Si no optas por ninguna de las dos opciones, toma agua natural pero a pequeños sorbos.

- **Beber agua muy fría.** Como ya indiqué anteriormente, esto es devastador para el organismo. El organismo está unos 37 grados, cuando tomas agua fría, se pone a trabajar rápidamente para compensar esta temperatura. Se produce en tu cuerpo una contracción de los vasos sanguíneos y el cuerpo, en lugar de trabajar para extraer los nutrientes de la alimentación que nos proporcionan energía, utiliza ésta para regular la temperatura corporal, lo que puede suponer una pérdida de agua. Si el agua helada se toma después de la comida, tiene otro efecto que **es aumentar la mucosidad,** que a su vez puede repercutir en una disminución de la función inmunológica, de ahí que sea fácil coger un resfriado o tener dolor de garganta. Las mucosas nasales se vuelven más espesas y dificultan la respiración, algo poco conveniente sobre todo en personas que sufren alguna dolencia relacionada, porque no hará más que empeorar los síntomas.

Además ¿sabes por qué es el agua fría es adictiva? Porque no quita en absoluto la sed y necesitas tomar más agua para seguir refrescándote.

- **Evita la comida frita. Consumir alimentos fritos agrava los tres doshas.** Se incrementa Vata por la sequedad que se produce durante el proceso de freír. Pitta se incrementa por el calor necesario para freír y Kapha aumenta por el aceite que se necesita.

- **No comas cuando estás estreñido/a.** Si no has evacuado correctamente debes beber líquidos templados, sopas...para ayudar a evacuar pero no debes tomar más alimento sólido hasta que vayas al baño sino acumularás más toxinas.

- **Comer a una hora inadecuada:** como te expliqué anteriormente, la comida principal para beneficiarte de todo el fuego digestivo, debe ser entre las 12-14h.

- Comer comida muy pesada y difícil de digerir.

- **No comas fruta o zumo de frutas** durante las comidas.

- **Comer de forma emocional o picotear entre horas.** Cuántas veces y aunque no tienes hambre, recurres a la comida para llenar algún espacio. Analiza tu modo de comer y hazte consciente de por qué estás comiendo.

- **Rebaja tu consumo de carne** salvo que hagas esfuerzos físicos excesivos durante el día. La carne es difícil de digerir y se pudre muy rápidamente, creando toxinas fácilmente en el organismo. El consumo de carne aumenta la fuerza inmediata más que la resistencia, por eso si tienes que hacer esfuerzos intensos si que está indicada. Pero fíjate bien qué carne consumes. La impronta del sufrimiento del animal al morir y el odio que sintió hacia el humano que acabó con su vida, quedan grabados en la carne del animal que te vas a comer. También revisa bien de dónde procede para saber si ha sido tratado con antibióticos y otros medicamentos...tú te los vas a comer...

EL MOTIVO POR EL CUAL ME VOLVÍ ABSTEMIA.

Me volví abstemia después de leer un estudio sobre el impacto en la salud después de estar un mes sin beber alcohol en personas sanas! Después de leerlo me convencí para no beber alcohol nunca más. Un poco más adelante te cuento todo lo relativo a este estudio pero antes toma conciencia tu naturaleza primordial y que el **Ayurveda considera el alcohol como una toxina que estás introduciendo directamente en el organismo** porque no te aporta absolutamente nada, sólo calorías que no son válidas para obtener energía sino que se almacenan directamente en la grasa.

Recuerdas que en el capítulo sobre el estrés, te hablé de **Ojas (que se considera la reserva energética de energía vital) pues las cualidades del alcohol en el organismo, son totalmente las contrarias a esta energía vital.** El alcohol en tu organismo provoca:

- Aumenta el exceso de calor en el cuerpo

- Desvía la mente y la dispersa

- Aumenta la capacidad de penetración en los tejidos, con lo que el terreno tóxico tiene más probabilidades de intoxicar tus órganos

- Aumenta el dosha instantáneamente

- Destruye los espermatozoides

Es decir, por un lado tienes que a nivel energético y mental el alcohol es devastador y a nivel físico, por ahora sólo sabes que engordas si consumes alcohol. Pero aún hay mucho más…

El estudio del que te hablaba al principio fue uno que se desarrolló en la **Universidad de Cambridge** y cuya conclusión fue que tras analizar los historiales médicos de 600.000 personas que consumen alcohol en 19 países, el equipo de científicos llegó a una conclusión que dió a conocer en abril: beber 1 unidad tan sólo de alcohol diariamente a partir de los 40 años, o sea una caña de cerveza o un vaso de vino, acorta la vida 5 años como media.

Pero además de este estudio consulté unos cuantos más que te van a dejar con la boca abierta.

Otro estudio contó con la participación de 141 personas cuyo consumo de alcohol era moderado o alto, bebían un par de vinos o de cañas de cerveza al día, es decir que "en promedio bebían más del doble del límite recomendado en Reino Unido" explica Andy Coghlan, de la revista especializada New Scientist.

De este grupo de 141 personas, a 94 se les pidió que no consumieran alcohol en un mes y el resto continuó con su consumo habitual. El grupo de estudio y el grupo que siguió manteniendo el consumo eran similares en edad, oscilaban entre 43-47 años. Se les tomaron muestras de sangre al principio y al final del mes.

Tras 30 días de abstinencia, los participantes redujeron hasta en un 40% la grasa del hígado, perdieron cerca de tres kilos y sus niveles de colesterol mejoraron. Sorprendentemente, tan sólo cuatro semanas después de dejar de beber, los daños causados en el hígado tras años de consumo excesivo de alcohol comenzaron a repararse por sí mismos.

Increíble a qué si!!

¿SABES QUÉ CUATRO EFECTOS PRINCIPALES TENDRÁ LA ABSTINENCIA DE ALCOHOL EN TU CUERPO FÍSICO?

1. **Mejora en el procesamiento de la insulina que lleva a una menor probabilidad de padecer Diabetes tipo 2**

2. **Disminución de 3 kilogramos de peso de media,** sólo por no tomar alcohol.

3. **Mejor calidad del sueño**. Aunque el alcohol parece funcionar bien para relajarte por las noches, es en realidad una sustancia que dificulta el buen descanso. En la revista de investigación

"*Alcoholism: Clinical & Experimental Research*han"han" publicado un estudio que indica que beber antes de acostarse incrementa las ondas alfa cerebrales, una actividad que suele suceder cuando estamos descansando despiertos. Es decir, que cuando bebemos dormimos peor.

4. **Mejora de la presión arterial** en todos los individuos, con todos los beneficios que ello conlleva.

Sumando el efecto devastador a nivel energético y a nivel físico, yo lo tuve claro: ni una caña de cerveza más que era el único alcohol que tomaba en aquel momento.

No quiero tóxicos en mi organismo que me envenenan trago a trago y que me consumen energía vital porque le estoy dando el doble de trabajo a mi sistema para eliminarlos.

Otro de los tóxicos que eliminé de mi organismo en 2004 fue el tabaco y sin duda fue una de las decisiones más lúcidas que he tomado en mi vida y que más crecimiento personal me ha proporcionado!!!

DEJA DE FUMAR YA....

"Nadie es inmune a la adicción; Afecta a personas de todas las edades, razas, clases y profesiones"

Patrick J. Kennedy

El título de este capítulo, no puede ser más claro. Si fumas, déjalo ya…

El tabaco mata hasta a la mitad de sus consumidores.

El tabaco mata cada año a más de 7 millones de personas, de las que más de 6 millones son consumidores del producto y alrededor de 890 000 son no fumadores expuestos al humo de tabaco ajeno.

El estadio Rungrado Primero de Mayo de Pyongyang tiene capacidad para 114.000 personas y está considerado como el más grande del mundo. Pues el número de muertos al año a causa del tabaco, equivaldría a llenar 61400 veces este estadio.

El tabaco ocasiona más muertes que los accidentes de tráfico, los accidentes laborales y el SIDA juntos…

A través del tabaco, estás inhalando tóxicos que directamente ingresan en tu organismo y que son carcinógenos. Esto es una realidad.

El tabaquismo en sí, no es sólo un vicio. Es una enfermedad real que tienes que tratar como tal porque es inevitable que tarde o temprano te pase factura. A pequeños pasos va mermando tu calidad de vida que a lo largo de los años hará que desarrolles alteraciones peores para tu salud.

Estoy segura de que todo lo que te he dicho hasta aquí sobre el tabaco no te sorprende mucho porque hoy en día tienes estos datos sobre el tabaco muy accesibles. **Además si eres fumador/a, tu mente te habrá puesto alguna excusa para leer este capítulo rápido o incluso te pasará inadvertido.**

Por si aún sigues leyendo y fumas, mi pregunta para ti es:

¿POR QUÉ SIGUES FUMANDO?

Y esta pregunta sólo tú puedes responderla. Un hábito que está mermando tu calidad de vida y te arruina la salud, a la vez que el bolsillo….

Reflexiona sinceramente en por qué sigues fumando.

Te lo voy a poner un poco más fácil: piensa en qué anclaje placentero tienes con el tabaco.

¿QUÉ ES UN ANCLAJE PLACENTERO CON EL TABACO?

¿Recuerdas cuando en *"Tu pasaporte aromático"* te hablé de los anclajes olfativos?

Estas situaciones son creadas cuando relacionas en tu sistema límbico una situación relajante y placentera con una sustancia o con una situación. Lo que has hecho con el tabaco, ha sido asociar una situación de relajación con fumar un pitillo. Aunque fisiológicamente no es así, porque el tabaco aumenta tu tensión arterial, tu latido cardíaco y tu organismo secreta sustancias que aumentan tu nivel de estrés, en tu cerebro tú has asociado un cigarrillo con relax y siempre que quieras relajarte vas a encender uno. Además de inundar todo tu organismo de sustancias tóxicas para las que tu organismo gasta un montón de energía en intentar eliminar, tú has creado un anclaje de relajación.

Así funcionan los anclajes.

El anclaje que has hecho con el tabaco ha podido ser al ver a algún adulto al que tú admirabas fumar. Puede ser un personaje famoso o puede ser un familiar o un conocido. Incluso igual recuerdas algún momento en el que hacías que fumabas cuando eres pequeño/a y a base de repetición lo asociaste con un buen hábito, inconsciente de los riesgos que suponían para tu salud.

El problema de las veces que has dejado de fumar es que has intentado desmontar este anclaje sin sustituirlo por ningún otro y esto te ha generado una ansiedad extra que también es nefasta para tu organismo.

Si quieres dejar de fumar de verdad y estás comprometido/a realmente. Haz los rituales de "Tu Pasaporte Aromático" probablemente debas empezar por el ritual del tercer chakra: " El sello del PODER" pero mejor testa tú mismo/a donde está el origen de que aún sigas fumando.

Sustituye tu anclaje de fumar con este anclaje olfativo que realizarás con el ritual y te garantizo que el camino será más dulce.

Los anclajes debes sustituirlos.

No te pongas excusas como que el tabaco en sí no es malo, que el abuelo de no sé quién fumó y duró hasta los noventa…Excusas de tu mente para convencerte de que sigas fumando porque a corto plazo te provoca bienestar porque aunque es dañino para la salud a largo plazo, fumar para ti es una zona de confort, aunque sea tóxica.

Te voy a seguir dando más datos reales. El tabaco contiene más de 2000 sustancias químicas tóxicas pero de ellas la más peligrosa es la dioxina. Esta sustancia derivada de la combustión del tabaco, es un carcinógeno probado que provoca también mutaciones genéticas. Es la sustancia causante del 12% de los cánceres que se conocen.

El papel del tabaco que se vende ya hecho, es más tóxico que el tabaco en sí…

Creo que no te pillo por sorpresa al decirte que el tabaco es uno de los mayores agentes tóxicos que existen.

No voy a enumerar todas las acciones nefastas derivadas del consumo de tabaco porque requeriría otro libro prácticamente…

Por favor dejar de fumar ya…

No esperes al 1 de Enero, a tu cumpleaños, a que acabe el verano, a después de las fiestas…Deja ya de fumar porque estás envenenando tu cuerpo físico, tu mente, tus emociones y tus pensamientos.

Dejar de fumar es una de las acciones de las que estoy más satisfecha en mi vida. No sé qué habría sido de mi salud si aquel verano de 2004 no hubiese decidido dejarlo. Me lo tomé como un reto de momento a momento. Al principio, durante las primeras semanas hay muchos momentos del día en los que te apetece fumar. En cada momento de esos, yo me decía: ahora no, en otro momento. Para mi sorpresa, comprobaba que una vez pasaba aquel momento, las ganas de fumar también cesaban…Cada vez, los momentos se fueron espaciando más y no sé decirte como fue toda la cronología pero después del primer mes los instantes en los que me apetecía fumar iban disminuyendo.

Leía lo que le estaba pasando a mi organismo por no fumar, tal y como te lo describo en la tabla de la página siguiente. A mí me ayudó para no volver a caer. Era como un premio que me iba dando.

Y así pasaron los meses…Eso sí tenía claro que por mucho que me apeteciese, no iba a tirar al traste todo el sacrificio que llevaba recorrido…Esa batalla es contigo mismo/a ¿de verdad que la vas a perder?

Ojalá en aquella época contase con los aceites esenciales porque me hubiesen facilitado mucho el camino…

Cuando vuelvo la vista atrás, veo que mi camino de dejar de fumar ha sido un sendero de crecimiento personal. A menudo cuando tengo algún objetivo que alcanzar y mi mente me empieza a decir que es muy difícil, recuerdo el camino que recorrí y todos los pequeños logros diarios que fui consiguiendo y no dudo en seguir mejorando. Tu poder personal y tu autoestima aumentarán exponencialmente si logras el mayor reto que ahora mismo tienes por delante: dejar de fumar. Recuerda siempre: TU PUEDES.

Haz el ritual del TERCER chakra o del poder con la esencia de limón para dejar de fumar. Esta esencia es depurativa física y mental y además es un gran equilibrante nervioso por lo que te ayudará a transitar las primeras semanas. Llévala siempre contigo y cuando te apetezca fumar, destapa el frasco e inhala la esencia de limón. Si te cuesta dormir los primeros días, pon en un difusor aceite esencial de Lavanda y aplícate 2 gotas junto con aceite vegetal en el pecho antes de dormir. Este aceite esencial te provocará una relajación profunda.

También haz cuentas económicas...el otro día me enteré de que ahora el tabaco cuesta 5 €...pongamos que fumas una cajetilla cada 2 días...Fumas cuatro cajetillas a la semana aproximadamente...que son 80 € al mes, que son 960 € al año. O sea que yo me hubiese gastado en 15 años unos 14000€ en fumar!!! La de cosas que no hubiese podido hacer si siguiese fumando!!! Bendito día de lucidez que tuve! Y tú puedes tenerlo hoy!!

Sinceramente ¿a qué esperas?

Si el dinero no te importa mucho, **piensa en el tiempo que desgastas fumando**...a una media de 5 minutos por cigarrillo, son 50 minutos al día, si fumas unos 10 pitillos, que son unas 6 horas semanales, equivalente a

23 horas al mes!!! Un día entero fumando al mes…que se convertirán a lo largo del año en 12 días dedicados única y exclusivamente a intoxicar tu organismo.

¿De verdad que no te apetecería destinar este tiempo a otra cosa?

Comprométete con dejar de fumar, establece otro anclaje diferente como un ritual con aceites esenciales y piensa en el momento a momento. Cada vez que te apetezca fumar no cojas el pitillo, no tengas tabaco cerca mejor. Y te garantizo que el momento pasará y que cada vez más, pasará más tiempo entre un momento y otro y tu PODER PERSONAL irá en aumento cada momento que no fumes.

Lee, si te ayuda, el siguiente cuadro en el que irás viendo los progresos que vas haciendo cuando dejas de fumar.

¿QUÉ LE OCURRE A TU ORGANISMO AL DEJAR DE FUMAR?

A los 20 minutos, la presión arterial y el pulso se hacen normales, así como la temperatura corporal.

A las 8 horas, el nivel de monóxido de carbono en la sangre disminuye.

A las 24 horas, disminuye el riesgo de un ataque cardiaco.

A las 48 horas, se regeneran los sentidos del olfato y el gusto.

De dos semanas a tres meses, se mejora la circulación y la función pulmonar

De uno a nueve meses, disminuye la tos y la fatiga.

Al año, el riesgo de cardiopatía coronaria es la mitad en comparación con alguien que aún consume tabaco.

A los cinco años, el riesgo de padecer cáncer de boca, garganta, esófago y vejiga disminuye a la mitad.

A los 10 años, el riesgo de fallecer por cáncer de pulmón disminuye a la mitad de aquellas personas que todavía fuman.

A los 15 años, su riesgo de enfermedad cardíaca coronaria es el mismo al de aquellas personas qué no fuma.

ALIMENTOS Y SUPLEMENTOS QUE NO DEBEN FALTAR EN TUS RUTINAS

Como verás más adelante, hay alimentos que son más recomendables para ti que otros según cual sea tu naturaleza y hay alimentos y suplementos como los que voy a destacar a continuación que mejoran la energía vital y te ayudarán a liberar tu organismo de tóxicos, por eso son recomendables independientemente de tu naturaleza.

El requisito fundamental es que provengan de fuentes no contaminadas y que sean de cultivo biológico.

- **Chlorella.** Es un micro alga de agua dulce constituida en un 55% por proteínas y es rica en vitaminas A,B,C y E y en oligoelementos como el calcio, manganeso, potasio, hierro, zinc...así como en ácidos grasos omega-3 y clorofila.

- **Algas**: son muy ricas en minerales, en vitaminas, en fibra...Salvo que tu constitución sea Pitta y estés sufriendo algún desequilibrio por aumento de este dosha. Este alimento está muy recomendado para ti.

- **Aloe vera**: tiene propiedades beneficiosas sobre la piel, sobre el sistema digestivo, es inmunoestimulante y anti-inflamatorio en general. Mi recomendación es que lo tomes en forma líquida junto con agua.

- **Piña**: esta fruta contribuye a desintoxicar tu cuerpo por una enzima que contiene llamada bromelina y cuyo efecto es anti-inflamatorio y anti-edematoso. Ayuda a digerir más correctamente las proteínas, convirtiéndolas en aminoácidos. Eso sí que no sea cocinada, pues a más de 50 grados, la bromelina desaparece. Además esta fruta está compuesta en un 85% de agua por lo que es muy hidratante.

- **Apio**: alimento compuesto en un 90% por agua, contribuye al buen funcionamiento del intestino y contiene vitamina C, fósforo, sodio, magnesio y potasio. Lo puedes tomar en jugo, cocido, en sopa…

- **Limón:** recomendable para liberar tu organismo de toxinas y para estimular tu sistema inmunitario. Es diurético, hepatoprotector y un remedio muy eficaz para combatir la acidez gástrica. Puedes tomarlo por la mañanas con agua templada y una cucharada de miel para facilitar la eliminación de toxinas producidas durante la noche.

- **Curcuma**: es un gran antiinflamatorio y antioxidante, este rizoma mantendrá tu hígado sano. Es un limpiador de toxinas, con lo que tu organismo se volverá más vital. Estimula la vesícula biliar, favoreciendo la desintoxicación del organismo.

- **Extracto de semilla de pomelo**. El extracto de semilla de Pomelo (Grapefruit seed extract) es un producto de amplio espectro, no tóxico derivado de las semillas de la pulpa y las membranas blancas del pomelo. Se obtiene mediante la transformación de grandes cantidades de semillas, membrana y pulpa dando un fluido altamente ácido que es una fuente de compuestos fenólicos tales como la quercitina, la hesperidina, la apigenina…que le confieren propiedades diversas.

Existen más de cien estudios científicos que demuestran la captación de este extracto para matar o inhibir el crecimiento de una amplia variedad de bacterias, hongos, virus y parásitos.

Su sabor es ácido y amargo. En Ayurveda se considera este producto equilibrante de los tres doshas, pues el ácido equilibra Vata y el amargo equilibra Pitta y Kapha.

Sus propiedades principales son:

Antioxidante. Gracias a su contenido elevado en vitamina C y flavonoides. Propiedad importante en enfermedades de generativas y en mejorar el estado de la piel.

Antibiótico natural. Más adelante verás las razones por las que se le considera un potente antimicrobiano y antifúngico.

Antiinflamatorio. Al disminuir la proliferación bacteriana patógena, disminuye la inflamación y putrefacción en el tubo digestivo.

- **Té verde:** rico en polifenoles, en antioxidantes, esta bebida ayuda a desintoxicar el cuerpo eliminando los radicales libres.

- **Triphala:** Es una mezcla de tres plantas que se mezclan sin semillas y a partes iguales: Amalaki, Haritaki y Bibhitaki que desempeñan una función reguladora de múltiples funciones corporales destinadas a mantener la salud. Las tres plantas son: •AMALAKI (embelica officinalis): regula la energía Pitta •HARITAKI (terminalia chebula): regula la energía Vata •BIBHITAKI (terminalia belerica): regula la energía Kapha.

SUS USOS MÁS COMUNES SON

Problemas digestivos. Ayuda a depurar el hígado, mejora la digestión,

Actúa sobre los gases y mejora el tránsito intestinal. No interfiere en la salud de la flora intestinal.

Es una fuente de vitamina C, motivo principal de su efecto depurativo.

Indicado en casos de hipertensión. Mejora la tensión emocional con lo que todos los problemas derivados de ella mejorarán.

Es un gran depurativo general.

Es una fuente elevada de ácido linoleico, fuente de antioxidantes que se debe aportar a través de la alimentación pues el organismo no puede sintetizarlo. El ácido linoleico es el precursor de los omega-3 y omega-6, tan importantes en frenar los procesos inflamatorios, regular trastornos nerviosos y mejorar el sistema circulatorio. Se considera que el 30% de la triphala es ácido linoleico.

Reduce el estrés. Hemos visto que una de las principales aplicaciones de esta mezcla de 3 plantas, es actuar sobre el hígado que es el órgano responsable de la gestión del estrés. Relajando y depurando el hígado, lograrás mantener nivelado el estrés, la ira y la cólera, sentimientos derivados de una congestión hepática.

Estreñimiento. Al mejorar el tránsito intestinal mejora la evacuación de heces. Siempre acompañado de la ingesta de agua.

Equilibra los 3 doshas. A nivel energético regula el dosha Vata, Pitta y Kapha. Cualquier desequilibrio que puedas sufrir según tu dosha predominante mejorará con la triphala. Es por este motivo que en todos los tratamientos ayurvédicos se incluye esta fórmula.

Favorece el sueño. Al equilibrar los tres doshas y reducir el estrés, tanto la calidad como la duración.

del sueño se regulan.

¿CONOCES LOS EFECTOS DE APLICARTE TÓXICOS SOBRE LA PIEL?

El Prana es la energía sutil que sustenta la vida. En medicina china se denomina Qi y también se conoce como impulso vital.

Prana es lo que mantiene vivas a los seres humanos, animales y vegetales. Los seres humanos absorbemos prana por la respiración, por la alimentación y por la piel.

La piel es considerada en Ayurveda como una gran lengua, ya que lo que aplicamos sobre ella pasa al torrente sanguíneo, por lo que lo que depositamos sobre la piel también se considera alimento.

Según *Svoboda*:

"Uno recibe prana, la fuerza vital, tanto del aire como de los alimentos y el cuerpo sentirá menos apetito si la respiración es buena, ya que dependerá de una menor cantidad de alimentos para incorporar el prana"

Respirar mal, ingerir alimentos sin prana y aplicarnos productos en la piel sin vida y que te aporten toxinas, provocan que tengas más apetito y tiendas a engordar.

Después de ingresar el Prana en el organismo, pasa a través de los canales energéticos denominados nadis y se distribuye por toda la superficie del cuerpo.

Prana es la energía física, mental, intelectual, sexual, espiritual y cósmica. Todas las energías vibrantes son prana.

Dado que el prana se obtiene fundamentalmente de la respiración y es transportado por las moléculas de oxígeno, es lógico realizar ejercicios de respiración para controlarlo.

Los aceites esenciales son PURO PRANA, son la energía vital de la planta y se consideran un concentrado de prana que te aportan esta energía vital.

Por este motivo, combinar los ejercicios de respiración con aceites esenciales, provoca unos efectos inmediatos sobre la energía de la persona. Estos cambios son a nivel físico, mental y emocional. Literalmente, la energía de la persona cambia por completo, aunque sería más correcto señalar que la energía de la persona se renueva constantemente.

La mejor coloración de la piel después de una cata de aceites esenciales es totalmente visible. Cómo cambia totalmente el semblante, la disposición…hasta la postura de las personas, es difícil de explicar y de medir pero es palpable.

Los aceites esenciales son el mayor aporte de prana por medio de la respiración que le podemos dar a nuestro organismo.

El Ayurveda considera a cada ser humano único e inseparable del cosmos. Todo lo que existe en el macrocosmos (universo) existe también en el microcosmos (ser humano) y la piel es el manto que nos relaciona a nosotros con el macrocosmos que nos rodea.

"Del mismo modo en que los bosques son los pulmones de la tierra, los pulmones son los bosques del cuerpo"

Jean Hall

La eficacia de los productos naturales ha devuelto su importancia a los preparados basados en sustancias extraídas de la naturaleza. El mar, la tierra y el mundo vegetal se convierten en grandes despensas de ingredientes con propiedades beneficiosas para la salud porque el organismo los va a utilizar para nutrir las membranas de la piel y son un aporte importante de energía.

Si sobre la piel te aplicas sustancias químicas no similares a las estructuras celulares, tu piel reaccionará produciendo una reacción inflamatoria que genera toxinas. El agente químico que aplicas sobre tu piel, es tratado como un agente extraño y el organismo reacciona ante él.

Otro tema son los disruptores endocrinos de los que hablaré a continuación y que interfieren en tu sistema hormonal. Por eso lo más seguro para ti, es consumir productos que tengan un sello BIO porque así te evitarás perturbadores endocrinos y tóxicos en tu organismo porque están prohibidos por estos sellos.

Por ejemplo, BHA, benzophenone, ethylhexyl, parabenes, diethyl phthalate, triclosan, dimethicone....

La aplicación de diversas arcillas, extractos vegetales y piedras semipreciosas evidencian que la naturaleza nos ofrece miles de sustancias valiosas para la formulación de cosméticos, capaces de embellecer y mejorar el estado de la piel.

La Nomenclatura Internacional de Ingredientes en Cosmética (I.N.C.I) fue creada en EEUU en la década de los 80 por la CTFA (cosmética toiletry and fragante association). En 1998, la UE impuso su nomenclatura.

En general las sustancias que debes evitar que tengan tus cosméticos según la nomenclatura INCI son:

- **Aceites minerales y derivados petroquímicos**: taponan los poros de la piel al generar una película plástica y evitan el transporte de sustancias, agua y aceites a través suyo. Mineral oil, parafinas, paraffinum, petrolatum, compuestos con sílabas parafina, siliconas, petrolero, silicona quaternium, methylsilanol, vaselina....

- **Colorantes**: acetanilid, HC orange 3, Acid Red 73, solvente black 3

- **Sustancias halogenorgánicas:** aluminium chlorohydrate, methyldibromo glutaronitrile, iodopropynyl, PEG, polyethylenglycol, sodium laureth sulfate y lauril éter.

- **Fragancias artificiales:** acetyl hexametyl, benzyl alcohol y bromocinnamal.

- **Conservantes como los parabenos** para proteger al cosméticos de contaminación por microorganismos.

Lee el INCI de tus cosméticos y si tiene alguno de los ingredientes anteriores sabes que estás introduciendo en tu organismo agentes probadamente tóxicos.

En Julio del 2017, la Unión europea se ha comprometido a examinar 80000 ingredientes cosméticos de los que 1300 ya han sido prohibidos…

¿POR QUÉ UN COSMÉTICO CERTIFICADO ES LA MEJOR OPCIÓN PARA TU PIEL?

Los cosméticos naturales siguen la normativa aplicable a los productos cosméticos, ya que no existe ninguna legislación específica en Europa que los defina (en cuanto a la calidad, tipo y cantidad de sus ingredientes). La palabra "natural" nos sirve para diferenciarla de la convencional.

La palabra "ecológica" viene por la característica dada por la elección de materias primas provenientes de ingredientes vegetales de cultivo biológico o silvestre, evitando ingredientes modificados genéticamente.

De todas maneras hay organismos privados que han establecido una serie de requisitos que han de cumplir los cosméticos para obtener el "certificado de cosmética natural" de forma que los consumidores puedan distinguirlos. Por lo menos **los ingredientes prohibi-**

dos en cosméticos por resultar tóxicos o por ser disruptores endocrinos, no pueden estar incluidos en sus formulaciones. Esta para mí es la razón más importante para consumir cosmética certificada.

Los cosméticos certificados con sello, tienen que cumplir una serie de requisitos en el proceso de fabricación, en sus materias primas, en los ingredientes, en como tratan los residuos que generan, en la calidad del producto final...Para asegurarnos a los consumidores, hay organismos independientes que hacen controles para garantizar que se cumplen estos requisitos.

La BDIH de Alemania, Cosmos (Cosmetic Organic Standard) que es un sello referente europeo que a partir de 2017 es obligatorio para todo nuevo cosmético BIO en el que el productor estaba adherido a ICEA, ECOCERT, Cosmebio, BDIH o Soil Association- reino unido. El sello Nature&progress y Natrue completan los sellos más importantes a nivel europeo.

Cada uno de los sellos tienen sus requisitos y sus características más o menos exigentes, pero todos coinciden en la prohibición de perfumes, colorantes de síntesis, parabenos, sin petroquímicos, sin organismos genéticamente modificados, sin haberse testado los productos en animales y sin disruptores endocrinos.

Si quieres saber más sobre ingredientes cosméticos con acción tóxica para el organismo y para la piel:

No sólo tóxicos penetran a través de las capas para alcanzar la circulación sanguínea, también lo hacen sustancias que están interfiriendo en tu sistema endocrino y que son nefastas para el funcionamiento de tus hormonas.

Si aún tenías dudas sobre qué productos aplicarte sobre la piel, después de leer el siguiente capítulo, lo tendrás clarísimo…

LOS DISRUPTORES ENDOCRINOS

¿Has oído hablar alguna vez de estas sustancias?

Si estás al tanto es porque te inquieta tu salud y si nunca habías oído hablar de ellos, ahora te los presento.

Los disruptores endocrinos son sustancias químicas de origen natural o artificial que son extrañas para el organismo y perturban el sistema hormonal. Como se parecen mucho en la forma de actuar y en la acción a tus hormonas naturales, pueden perturbar los índices de hormonas en sangre, limitando su cantidad o bloqueando su acción. De ahí el peligro de este tipo de sustancias.

Un efecto a tener en cuenta es que se acumulan en la grasa, no se eliminan fácilmente porque no se diluyen en el agua pero si en la grasa. De ahí que empezar cualquier proceso de desintoxicación del organismo, sea la mejor opción. Si te interesa el asunto, en la página de Greenpeace tienes muchísima información adicional. Yo en estas páginas quiero que tomes conciencia de que existen ciertas sustancias con las que estás en contacto diariamente y cuyo efecto es acumulativo y que producen en tu organismo reacciones adversas sobre tu sistema hormonal.

¿SABES CÓMO FUNCIONAN LOS DISRUPTORES ENDOCRINOS?

Las hormonas son los mensajeros del organismo y si ellas están alteradas, todo el sistema lo estará. Voy a mostrarte una pequeña introducción a cómo actúan estas sustancias.

- **Imitando la acción de una hormona**, por ejemplo, los estrógenos, los andrógenos y las hormonas tiroideas, fijándose en los receptores de estas hormonas e impidiendo su acción.

- **Bloqueando el mecanismo de producción o de regulación de las hormonas o de sus receptores**. De esta manera se modifica la cantidad de hormonas en el organismo.

- **Modificando el número de receptores hormonales del embrión**, siendo este daño irreversible.

- **Interfiriendo en el trabajo de las proteínas encargadas de regular la cantidad de hormonas** que circulan en el torrente circulatorio.

¿DÓNDE SE ENCUENTRAN ESTOS DISRUPTORES ENDOCRINOS?

- **Sustancias que se producen intencionadamente para realizar esta acción.** Por ejemplo, los anticonceptivos.

- **Sustancias de síntesis que influyen en tu sistema hormonal**. Pesticidas, herbicidas, plásticos, cosméticos, dioxinas, retardadores de la llama, hidrocarburos…

- **Sustancias que provienen de la naturaleza y que su composición es muy similar a las hormonas.** Por ejemplo, los fitoestrógenos.

En 2012 la OMS ha clasificado los disruptores endocrinos en 12 categorías diferentes, sumando un total de 800 sustancias que se encuentran en botellas de plástico, conservas de metal, detergentes, agentes ignífugos, juguetes, cosméticos, agua, fármacos, alimentos, pesticidas…..

Si quieres evitar consumir por la piel disruptores endocrinos, consume productos con certificación BIO, con un sello que cumpla la normativa y te evitarás problemas. Para este tipo de sellos está prohibido que contengan cualquier tipo de disruptor endocrino.

Para el resto consulta la lista extensa en la página de Greenpeace.

Los disruptores provenientes de la naturaleza no presentan problema a la hora de causar un daño en el organismo porque se consideran moduladores de los receptores hormonales y no se acumulan sino que se eliminan por la orina. Por ejemplo, en el caso de los fitoestrógenos que tienen una estructura muy similar a los estrógenos y presenta una acción estimulada o inhibidora según el nivel de estrógenos que se presente en sangre. De ahí que se consideren moduladores, no perturbadores.

Además de sustancias químicas, a través de la piel y de la vista, penetran las radiaciones solares. El sol es una fuente de luz y energía pero también puede ser nefasto para la piel.

Estás a punto de conocer todos los efectos del sol sobre tu organismo y por qué puede elevar la cantidad de tóxicos en tu organismo.

TU AMIGO EL SOL

"Nada es veneno, todo es veneno: la diferencia está en la dosis"

Paracelso.

El sol es a la vez amigo y enemigo de la piel. A dosis adecuadas y teniendo la piel en buenas condiciones, estimula el cuerpo y el espíritu. Pero si abusas de la exposición al sol, es el mayor agente que envejece la piel y si sigues abusando del sol el daño puede producir cáncer de piel.

Las medidas preventivas para evitar daños producidos por el sol son:

- Medidas de prevención

- Un buen producto solar adaptado

- Baños de sol moderados

La mayor medida preventiva de protección solar con la que cuenta la piel es el bronceado.

Vete progresivamente aumentando la dosis de sol, con baños de corta duración al principio, para que tu epidermis vaya produciendo melanina progresivamente. No te metas "atracones" de sol porque te quemarás y tu piel generará tóxicos que no será capaz de eliminar.

Las medidas que el cuerpo presenta para protegerse del sol son:

- **Aumento de la capa córnea. La piel se vuelve más gruesa para protegerte de una manera física de las radiaciones solares.**

- **Aumento de la producción de melanina. El bronceado en sí es un mecanismo de defensa del organismo para protegerte del sol.**

- **Producción de ácido urocánico** que es un componente del sudor y que te protege de las radiaciones UVB.

REGLAS DE ORO PARA UN BRONCEADO SALUDABLE

- **Elige correctamente tu protector.** La vía tópica no sólo afecta a la piel sino que pasa al sistema circulatorio y actúan en el organismo en general. El protector solar que utilices no debe contener tóxicos porque sino estarás favoreciendo el estrés oxidativo de tu sistema y dañando tu piel. Tu piel será más proclive a tener irritaciones, manchas…y otras reacciones. No intoxiques tu organismo ni el de tus hijos con protectores solares llenos de tóxicos.

- **Prepara tu piel para el sol con exfoliaciones e hidrataciones** previas a la exposición. Notarás un bronceado más uniforme y duradero y tu piel estará más protegida de las radiaciones solares.

- **Evita la exposición en las horas centrales del día**: entre 12-17 horas. Así de claro y tajante. El índice de radiación a estas horas del día es muy elevado.

- **Si tu dosha predominante es Pitta, no abuses del sol y refréscate continuamente**. Pulverízate la piel con el hidrolato de manzanilla azul para refrescarte continuamente. Aguantarás más el calor y tu piel lucirá más hidratada.

- **Aplícate después de la exposición solar un producto calmante, regenerante y rico en antioxidantes**. Esto te permitirá reponer el daño sufrido y podrás tomar el sol al día siguiente con seguridad. Los hidrolatos son una excelente opción para después del sol. Pulverízate la piel con este tipo de productos.

- **No tomes el sol si sufres alguna quemadura en la piel.** Si te has pasado con la exposición y te has quemado, no debes exponerte al sol hasta que se haya restablecido la piel porque corres grandes riesgos de desarrollar una alteración en la piel que, en el futuro no te permitirá en absoluto exponerte al sol.

- **Sigue una alimentación rica en fruta y verdura** que contengan vitamina A como zanahorias, cerezas, tomates, albaricoques….

- **No utilices productos abiertos de años anteriores porque no garantizan el indice de protección.**

- **Lleva una sombrilla o no tomes directamente el sol.**

¿POR QUÉ ES PELIGROSO UTILIZAR COSMÉTICOS SOLARES QUÍMICOS?

El índice de protección solar o factor de protección solar, comúnmente llamado SPF, es un valor que te indica cuanto tiempo más un protector solar aumenta la capacidad de defensa natural de la piel antes de llegar a quemarte durante la exposición solar, usando un producto de protección frente a un eritema o enrojecimiento de la piel previo a la quemadura.

Por ejemplo, una persona de piel clara que normalmente empieza a quemarse después de diez minutos al sol con la piel limpia y sin crema protectora, tardaría 15 veces ese tiempo con un SPF 15 (10 X 15 =150 minutos o 2,5 horas), al cabo de las cuales debería volver a reponerse el producto. Si utilizase un SPF 50: 10 X 50= 500 minutos= 8 horas sin quemarse.

La OMS ya ha alertado sobre el peligro de ciertas sustancias que contienen los cosméticos solares como son los denominados disruptores endocrinos que he mencionado anteriormente.

"Cuando un disruptor endocrino entra en nuestro organismo provoca desajustes en el sistema hormonal, causando, por ejemplo, cáncer, infertilidad, diabetes, autismo y muchas otras enfermedades", asegura **Ruth Echeverría**, licenciada en física y experta en riesgos físicos ambientales.

Como la legislación siempre va detrás de las investigaciones, por ahora tenemos los datos pero no tenemos la prohibición todavía. En este sector es lógico pensar que hay muchas presiones para que el proceso de regularización de los cosméticos se ralentice…

Pero tú tienes la opción de comprar un cóctel de química pura llena de sustancias que envenenan el organismo tuyo y el de tus hijos o comprar cosméticos que no dañen tu salud ni que te aporten tóxicos.

Según un estudio de la *Universidad de Zurich* efectuado sobre bebés de ratas, algunos ingredientes de los filtros solares como el 4-MBC y el 3-BC actúan como los estrógenos una vez aplicados sobre la piel. Sobre los humanos, no se ha tenido todavía pruebas fiables que corroboren este estudio, pero estas sustancias se desaconsejan en niños hasta que no se pruebe que su efecto es totalmente inocuo.

Lo que sí está claro es que no podemos ir al sol sin protección porque los daños celulares si que están comprobados. Entonces ¿qué se debe hacer?

En primer lugar, se deben restringir las horas de sol. Si tienes que estar continuamente aplicándote protección quiere decir que tu piel no está preparada para recibir dosis solares elevadas y aunque no te quemes, se están generando radicales libres que empeoran el estado de tu tejido.

Sigue a rajatabla las recomendaciones de un bronceado saludable que te indiqué anteriormente.

Consume productos solares con certificado BIO según los standards que te indiqué en el capítulo correspondiente o hazte tu propio cosmético solar a base de aceites vegetales.

¿CÓMO PROPORCIONAR UNA PROTECCIÓN SOLAR NATURAL?

Los filtros minerales como el óxido de Zinc y el dióxido de titanio (no en nanopartículas), ofrecen una protección mineral total.

Los filtros biológicos como los aceites vegetales presentan unos índices de protección bajos (de 4 a 8) pero seguros para la piel. Por ejemplo, aceite de jojoba, de sésamo, de germen de trigo… Existen aceites esenciales que no contienen furocumarinas, que en un porcentaje bajo, pueden favorecer el bronceado como:

- **Siempreviva**: mejora la microcirculación venosa, por este motivo se recomienda como reestructurante en casos de cuperosis…y además facilita la cicatrización.

- **Manzanilla romana**: gran antiinflamatorio útil para cuando hay irritaciones.

- **Lavanda**: cicatrizante y calmante.

- **Ciprés**: refrescante, cicatrizante y activador de la microcirculación.

Ejemplo de **cosmético solar natural (SPF 6)**:

- 43 ml de aceite de sésamo

- 44 ml de aceite jojoba

- 20 gotas de Manzanilla Romana

- 30 gotas de lavanda

- 10 gotas de siempreviva

Agitar bien y aplicar antes de la exposición y cada 30 minutos en la playa (según tipo de piel)

Utiliza cosméticos solares a base de aceites vegetales porque te proporcionan nutrientes para tu piel y equilibran los tóxicos que se hayan podido formar de la reacción de producción de melanina.

En ocasiones la gente me dice pero¿sólo SPF 4? Yo quiero más protección…Quiero explicarte que un indice de protección 4 indica que si tu piel se iba a quemar a los 20 minutos de empezar a tomar el sol por tu fototipo, ahora lo hará en 4 X 20 minutos= 80 minutos sin quemarte. Recuerda que la reacción previa a la quemadura que se produce en la piel, es una señal que el organismo te está dando de que la cantidad de sol para tu tipo de piel, es demasiado elevada.

Si te aplicas protecciones como la SPF 50, es casi imposible que te quemes la superficie de la piel pero el daño celular y los tóxicos provocados por las reacciones derivadas de tomar el sol también están ahí.

Ten en cuenta que no quemarte no significa que estés protegiéndote del sol 100%.

Además de todos los agentes tóxicos que estás introduciendo directamente a través de la piel y que en contacto con el sol, penetran más rápidamente. Este es un cóctel molotov.

¿Por qué crees que aunque cada vez nos aplicamos más protección, cada vez hay más alergias al sol y más cáncer de piel?

Es importante seguir las indicaciones para un bronceado saludable para que la piel se muestre sana y que no se acumulen más tóxicos en tu piel.

Haz tu parte y consume responsable. Ya sé que parece un slogan pero es así, tu eres responsable de beneficiarte del sol o de dejar que te destroce la piel y de llenarla de tóxicos.

EL SOL TAMBIÉN ENTRA POR LOS OJOS

Antiguamente se consideraba el sol como un alimento para el cerebro porque estimula directamente la producción de esencia vital. Traducido al idioma del lenguaje occidental, el sol activa el sistema ocular-endocrino encargado de producir hormonas y neurotransmisores que realizan diferentes funciones para mejorar tu bienestar como veremos más adelante.

En concreto, los rayos ultravioleta de onda larga son los responsables de tal acción sobre tu cerebro.

Exactamente actúa de la siguiente manera: las ondas de radiación ultravioleta largas excitan las células de la retina y se activan las células epiteliales de la retina produciendo un impulso neurológico que el nervio óptico transporta hasta las glándulas pituitaria y pineal, donde se estimulan la producción de hormonas que regulan el sistema endocrino y determinan la fuerza de tu sistema inmunitario.

La glándula pituitaria es la glándula maestra del cuerpo porque secreta hormonas que regulan y equilibran todas las demás glándulas del sistema endocrino. Si no recibes suficiente radiación solar natural, este sistema se ve mermado y la respuesta inmunitaria disminuye considerablemente.

Hoy en día con todos los tóxicos ambientales, la radiación ultravioleta que llega a la tierra se ha reducido muchísimo, principalmente los rayos ultravioleta de onda larga. Estudios recientes han demostrado que se ha reducido un 27% en los últimos 75 años la incidencia en la tierra de la radiación solar de larga longitud de onda.

Esto conlleva menor respuesta inmunitaria, baja vitalidad y menor capacidad del organismo para desintoxicarse.

Además gracias a la exposición solar, produces vitamina D que es esencial para que asimiles y utilices el calcio en tu cuerpo, tan importante para los huesos y para el proceso de desintoxicación.

Entonces ni demasiado tiempo, ni demasiado poco...

¿Quieres saber cómo aprovechar todos los efectos beneficiosos del sol sin riesgo para tu salud y favoreciendo los mecanismos de desintoxicación?

Ya has conocido los efectos beneficiosos de la luz solar a través de los ojos pero voy a resumirlas para recalcar la importancia que tiene tomar baños de sol saludables:

- **Síntesis de vitamina D**. Favorece la asimilación del calcio y su utilización para desintoxicar el organismo y fortalecer dientes y huesos.

- **Producción de hormonas y neurotransmisores que te aportan energía vital**, activando la glándula pituitaria a través del nervio óptico. Esta reacción activa el sistema inmunitario y el proceso de desintoxicación del organismo. El sol ya habrás comprobado que aumenta el ánimo.

Lo importante es que tomes el sol adecuadamente para beneficiarte de su exposición y sin efectos adversos.

¡DESCUBRE CÓMO SACARLE EL MÁXIMO PROVECHO A TOMAR EL SOL

Las pautas para tomar el sol de un modo terapéutico son las siguientes:

- Toma el sol antes de las 12 de la mañana y/o después de las 17:00 de la tarde

- Realiza sesiones de 30 minutos

- Puedes realizar 2 sesiones al día

- Cuanto mayor es la superficie de la piel que se expone al sol, mayores son sus beneficios

- No te pongas gafas de sol mientras haces estos baños de sol terapéuticos porque bloquean la activación del sistema ocular- endocrino.

Tienes claro ya lo que NO INTRODUCIR en tu organismo para no generar TOXINAS. Ahora descubrirás todo sobre un agente tóxico que produces tú mismo…

APRENDE YA A GESTIONAR TU NIVEL DE ESTRÉS. ESTÁ EN TU MANO.

Hago una mención especial al estrés para ganar vitalidad porque es un factor fundamental porque si presentas un cuadro de este tipo, tu vitalidad se verá mermada.

Cuando estás estresado/a no piensas claramente y no realizarás acciones que mejoren tu salud a largo plazo sino que buscarás el placer a corto plazo para compensar el ansia que tienes. Por ejemplo, a la hora de elegir un alimento, en una situación de estrés no vas a elegir algo que a largo plazo te nutra sino que optarás por un dulce o salado, depende de tu naturaleza, que aunque dentro de un rato te hará sentir pesado/a y dificultará tu digestión, a corto plazo has matado el ansia. Lo que no te das cuenta es que ese ansia volverá a aparecer en poco tiempo.

Mi experiencia en este aspecto es que si logras mejorar el cuerpo físico, mejorarás en todos los aspectos de tu día a día. Mejorarás tu calidad de vida, tu humor, tus relaciones...porque sin mejorar desde el exterior no se puede profundizar.

Comprométete a estar bien y no autosabotees tu progreso. Sé bien lo que es autoconvencerse de que " hoy te saltas todo: no haces ejercicio, comes alimentos no recomendados..." porque te lo mereces...y realmente esto es un autoengaño, estás destrozando tu energía y tú poder personal.

Cambia el punto de vista sobre el cual observas el estrés. Te voy a explicar cómo. Se trata de intentar hacerlo tu amigo. Si si como lo oyes, tu amigo. ¿Sabías que en EEUU se llevó a cabo un estudio con 33.000 personas en el que se demostró que la idea que tenían sobre el estrés era peor para su salud que el estrés en sí?

Se demostró que las personas que contemplaban la idea de que el estrés era perjudicial para su salud tenían más probabilidades de desarrollar efectos negativos en su salud que los que consideraban el estrés como un aliado para ofrecer una mejor versión de sí mismos.

Cambia tu percepción sobre una situación de estrés, obsérvala como una oportunidad de tu organismo para ofrecer mayor número de soluciones y de adaptarte mejor al medio y a los desafíos que te traiga la vida.

Cuando la mente te juegue una mala pasada, piensa: ¿Me merezco volver a los hábitos que me llevaron a estar intoxicado/a y a vivir con estrés? No, repítete que te comprometes a estar bien.

Recuerda que:

"La definición de locura es hacer lo mismo una y otra vez y esperar resultados diferentes"

Necesitas convertirte en un/a experto/a en gestionar tu nivel de estrés y la manera con que lo abordas. Primero te voy a dar muchos datos para que lo conozcas y así lo puedas gestionar correctamente y después las herramientas para gestionarlo.

¿SABES CÓMO TE AFECTA UN ALTO NIVEL DE ESTRÉS?

El estrés es un factor muy tóxico física y mentalmente

¿Sabes que 9 de cada 10 españoles de entre 18 y 65 años han sufrido estrés el año pasado? O lo que es lo mismo 12.000.000 de personas, lo que equivale a 150 estadios de fútbol llenos. Impresionante ¿verdad?

El modo de vida occidental te mantiene atrapado en un sistema de acción y poco reposo, como te describí anteriormente. No hay equilibrio.

El estrés en uno de los principales generadores de toxinas por las razones que vas a descubrir a continuación.

En Ayurveda se contempla que el estrés sobreviene cuando las reservas de Ojas (que se considera la reserva energética de energía vital) están agotadas. Cuando aunque descanses unos días sigues con los problemas asociados al estrés, quiere decir que tu capacidad de regeneración energética se ha agotado. Este proceso aparece de repente pero es el resultado de un proceso lento de estar sosteniendo una tensión continua.

¿QUIERES SABER CÓMO REACCIONAS A UN SITUACIÓN DE ESTRÉS DEPENDIENDO DE CUÁL SEA TU DOSHA PREDOMINANTE?

En el capítulo correspondiente a los doshas, te mostré más información y quizá entenderás más claramente por qué dependiendo de tu naturaleza, reaccionas de una manera u otra a una situación de estrés. Si ahora no lo entiendes, sigue adelante que saldrás de dudas.

- **Si tu dosha predominante es Vata,** estarás muy disperso/a, te preocuparás por mil cosas a la vez, tenderás a padecer ansiedad, le darás muchas vueltas a las cosas, te costará concentrarte, se te olvidan las tareas que tienes que realizar, te sentirás inseguro/a a la hora de tomar decisiones…

- **Si tu dosha predominante es Pitta**, estarás enfadado con el mundo en general, presentas irritabilidad, eres muy poco paciente, llevas al extremo tu organización y si no se cumplen los horarios que has previsto, te enfadas, tienes tendencia a la arrogancia, tu competitividad aumenta 100%, eres muy crítico con los demás y tienes tendencia a volverte un dictador/a.

- **Si tu dosha predominante es Kapha**, te volverás melancólico/a, muy apegado/a a las cosas materiales y a las personas, te costará tomar decisiones por no moverte del sitio en el que estás, sentirás rencor hacia personas si no permanecen a tu lado como tu quieres, tenderás a callarte las cosas y te vuelves muy introvertido.

 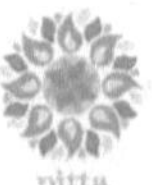 

¿ CÓMO REACCIONA AL ESTRÉS ?

@lavillaromatica

VATA

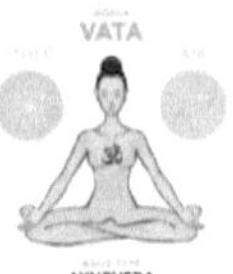

Preocupación
Ansiedad
Le da muchas vueltas a la cabeza

PITTA

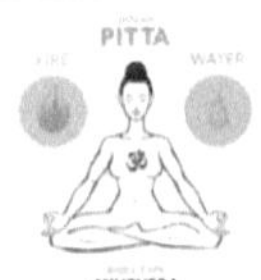

Enfado
ira
Resentimiento
Deseo de venganza

KAPHA

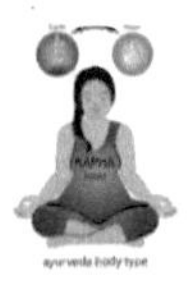

Se calla
Se mete dentro de si mismo
No exterioriza sus sentimientos

WWW.LAVILLAROMATICA.COM

Si padeces una situación de estrés e identificas tu dosha predominante, siguiendo las recomendaciones para equilibrarlo, disminuirá tu nivel de estrés irremediablemente.

Este es el motivo de por qué no nos funcionan a todos las mismas técnicas anti-estrés. Por ejemplo, una persona con desequilibrio en Vata que presenta ansiedad y nerviosismo, deberá realizar ejercidos suaves al unísono con la respiración, caminar lentamente...por el contrario, una persona con un estrés producido por un desequilibrio en Kapha, tendrá que moverse lo máximo posible...

Vete al capítulo correspondiente a tu dosha predominante para seguir las recomendaciones que favorecen tu equilibrio y así tu nivel de estrés se restaurará.

Normalmente una actividad que te requiere desgaste físico y mental pero con la que disfrutas, que te nutre, que es tu competencia...aunque sea un trabajo duro y laborioso, el esfuerzo se repone con descanso y vuelves a estar pletórico.

Pero, por el contrario, si el esfuerzo viene asociado a una actividad en la que te no te sientes realizado, estás frustrado e insatisfecho, el estrés va más allá de lo físico y la recuperación es mucho más larga.

LOS HÁBITOS QUE EL AYURVEDA CONSIDERA MÁS PELIGROSOS PARA SUFRIR ESTRÉS SEA CUAL SEA TU DOSHA SON

- **Levantarse tarde.** Consulta en tu dosha predominante, cual será la mejor hora para levantarte. En general, se recomienda sobre las 6 a.m. Seguro que te ha ocurrido alguna vez que te despiertas temprano y te vuelves a dormir porque es fin de semana y te levantas mucho más dormido de lo que estabas más temprano. Entre 5-7 a.m el Intestino Grueso tiene toda la energía y es una buena hora para evacuar desechos.

- **Tomar comidas que agraven tu naturaleza**. Ya sabes qué alimentos y sabores son los más adecuados para equilibrar tu constitución. También la forma de alimentarte va a influir en tu mayor o menor desequilibrio.

- **Viajar mucho.** El exceso de movimiento tiene que ir acompañado de períodos de relajación para no destrozar tu energía vital y evitar la acumulación de toxinas.

- **Utilizar demasiado la mente.** Por lo mismo que he expuesto anteriormente. Hay que tener períodos de actividad y de reposo.

- **Reprimir emociones como la ira o el miedo.** Las emociones reprimidas actúan como un veneno para el organismo. Generan acidez en el terreno y tóxicos.

- **Mantener relaciones problemáticas con otras personas.**

- **Factores medio ambientales agravantes como**: ruido, contaminación, mal estado del agua...

Sabías que una relajación completa de 15-20 minutos, te proporciona un descanso equivalente a 4-6 horas de sueño profundo y elimina todo tipo de tensiones físicas y mentales.

Aumenta tu energía vital, tu capacidad de autocontrol, de autoconocimiento y de concentración porque hay más irrigación sanguínea en las áreas del cerebro encargadas de estas funciones.

En Ayurveda existe un concepto que se denomina Buddhi que es la inteligencia superior, nuestra alma sabia. Cuando nuestro Ego o mente, domina a Buddhi y nos ceñimos a seguir a nuestros sentidos, el estrés nos sobreviene más rápidamente.

PAUTAS COMUNES PARA REBAJAR EL NIVEL DE ESTRÉS

- **Analiza tu estrés**. El Ayurveda es una medicina milenaria que recalca que lo más importante es conocerse a uno mismo y saber cuales son sus fuentes de desequilibrio. En caso de que notes síntomas de estrés, deberás sentarte a analizar qué has hecho para llegar a esa situación. Conoces el proverbio que dice: **" Si tiene solución ¿por qué te preocupas?, si no tiene solución ¿por qué te preocupas?"**

- **Analiza tus objetivos.** ¿Estás llevando a cabo lo que quieres hacer en tu vida? ¿Supone un estrés diario tu actividad? Párate y analiza. Más adelante te enseñaré cómo planificar objetivos fácilmente.

Dice **Buda**:

"Tu propósito en la vida es encontrar tu propósito y poner todo tu corazón y tu alma en él"

La falta de objetivos y de propósito es una de las fuentes de estrés más peligrosas. Está al alcance de tu mano saber cuál es tu propósito y dedicarte a él. Si de entrada no puedes destinar todo el día porque tienes un trabajo que aunque no sea tu propósito de vida, es el que paga tus facturas, dedícale 1 hora hora al día o lo que tu estimes oportuno pero dedícate a ello y hazlo con el corazón y el alma.

En mis talleres siempre propongo un ejercicio muy sencillo que te voy a mostrar a continuación para planificar objetivos. Está demostrado que las personas que tienen metas y objetivos por escrito, son más felices y tiene más probabilidades de conseguir dichas metas.

Si descargas tus objetivos y tus tareas en un papel, la carga en tu mente disminuirá y tu nivel de estrés también.

"Nunca el viento es favorable para quien no sabe a donde va"

Séneca

PLANIFICACIÓN OBJETIVOS

@LAVILLAROMATICA

- Prepárate

Haz los ejercicios de
respiración con
aceites esenciales

- Establece 2 objetivos
personales y 2 objetivos
profesionales para el próximo
año

- Todas las noches escribe
10 acciones que vas a
realizar al día siguiente
para alcanzar tus objetivos

- Revisa tu progreso los
domingos, los últimos
días de cada mes y a
finales de año

Laín Garcia Calvo en su libro ***"Propósito de vida"*** cuenta un relato que me emocionó profundamente porque los aceites esenciales fueron mi por qué durante algunas etapas de mi vida, me obligaron a moverme y se convirtieron en "Mi propósito de vida" en mi motor, la expansión de la información sobre aceites esenciales se ha convertido en mi camino:

" Una mujer vivía en tiempos de guerra y estaba intentando llegar al otro lado de la frontera. Se encontraba refugiada en una casa en ruinas y de pronto vio cómo pasaba un pequeño grupo de supervivientes, escoltados por unos soldados que pretendían cruzar la frontera y ponerse a salvo.

La mujer al ver a los soldados, salió del refugio y les preguntó si se podía una al grupo. Los soldados asintieron. La mujer sonrió e hizo un pequeño gesto con el brazo indicándole a alguien que podía salir de la casa en ruinas.

Asomaron dos figuras detrás de la pared desplomada, un niño de 8 años y un anciano con un bastón y enormes dificultades para caminar sujetando en los brazos a un bebe de 3 meses. Cuando los dos soldados vieron cómo caminaba, dijeron que no podía ser, iba muy lento y ellos no podían esperar a nadie. Empezaron a discutir entre ellos durante unos minutos para ver qué hacían, hasta que concluyeron que podía venir, siempre y cuando no retrasar al grupo y que no esperarían por nadie.

Así, la mujer, sujetó al bebé y junto al anciano y al niño de 8 años emprendieron la marcha junto al grupo, escoltados por los dos soldados. Pero pronto el anciano comenzó a quedarse rezagado. Alguna alma caritativa retrocedía y lo ayudaba a avanzar. Sin embargo, algunos minutos después volvía poco a poco a quedarse atrás, y de nuevo otra persona retrocedía y ayudaba a aquel anciano para que pudiera permanecer con ellos.

Pararon para pasar la primera noche y el anciano amaneció casi sin fuerzas. Cada paso era un suplicio y pronto empezó a convertirse en su peor enemigo. Su vocecita no dejaba de decirle que para qué tanto sufrimiento, que aquello no tenía sentido, que ya había vivido bastante que no merecía la pena.

Aguantó un día más de marcha y por la noche volvieron a acampar. Esa noche, el anciano casi no durmió. Había tomado una decisión. No iba a continuar.

Pero aquella madrugada de repente, estalló una bomba, y el grupo arrancó en estampida sin esperar a nadie. El anciano se quedó quieto, no se movió, y la mujer que también había salido corriendo junto con su hijo de 8 años y el bebe en brazos, volvió sobre sus pasos para encontrarse con el anciano que permanecía allí sentado.

Intentó convencerle de que siguiera, le empujo, le arrastró y entre gritos y lloros el anciano le decía que no seguía, que había llegado su momento y que ese era su final.

La mujer salió corriendo, alcanzó de nuevo al grupo, agarró a su bebé y volvió corriendo a donde se encontraba el anciano. Lo miró con lágrimas en los ojos y le dijo poniéndole el bebe en sus brazos: " Papá este es tu nieto, es sangre de tu sangre y la única forma de que permanezca con vida, será saliendo de este país contigo en brazos"

En ese momento, la mujer se levantó y comenzó a caminar sin mirar atrás. Avanzaba y avanzaba y en ningún momento miró atrás. Sus lágrimas casi no le permitían ver, y sólo cuando ya hubo alcanzado al grupo, miró hacia atrás para ver qué había hecho el anciano.

Al principio no veía nada, las lágrimas le impedían mirar con claridad. A los pocos segundos, vio aparecer la figura de su padre, con su nieto en brazos"

En la vida, a veces, solo necesitas tener un por qué, el cómo ya vendrá.

Haz el siguiente ejercicio si no tienes claro tu propósito de vida. Siéntate cómodamente y coge el aceite esencial de incienso, de mirra, de vetiver, de patchouli, de raíz de angélica…Coge uno de ellos y aplícate una gota en la cara interna de las muñecas y otra gota en lo alto de tu cabeza. Inspira profundamente su aroma, conecta con tu respiración durante unos minutos, calma tu mente y hazte las siguientes preguntas. Coge bolígrafo y papel y escribe las respuestas, recuerda que tu mundo lo eliges tú. Hacer este ejercicio con aceites esenciales, te permitirá rebajar tu nivel de estrés, de alarma y así accederás a tus deseos más profundos, esos que no están condicionados por tus necesidades o por tu mente racional.

¿Qué te encanta hacer?

¿Cuáles son tus talentos?

¿Qué actividad puedes realizar y pierdes la noción del tiempo?

¿Si supieses seguro que te va a ir bien a qué te dedicarías plenamente?

¿Sobre qué te gustaría aprender más y más?

¿Si te tocase mañana la lotería a qué te dedicarías? ¿Seguirías con tu trabajo?

Más pautas comunes de los tres doshas para rebajar tu nivel de estrés:

- **Un baño calmante.** Un baño a 37-39 grados con sales y 5 gotas de aceite esencial es una buena rutina antiestrés. Si no dispones de bañera, el baño de pies es una buena opción. La sal y el aceite esencial se convierten en un bálsamo depurativo primordial.

- **Yoga.** Algunas asanas se utilizan para afrontar el estrés de una manera muy eficaz. Movilizar la energía vital ayuda a evitar estancamientos y dolores: empezar el día con el saludo al sol es una buena fuente antiestrés.

- **Inhala aceites esenciales** como la lavanda, ylang ylang, mejorana, petit gran naranjo...Crea una rutina diaria aromática acompañada de respiraciones tal y como te he enseñado en **"Tu pasaporte aromático"** va a hacer que además del efecto directo de los aceites esenciales sobre tu nivel de estrés, conectes con tu ser interior a través de la respiración y que multipliques tu energía vital. Al final de este capítulo aprenderás más en concreto la acción anti-estrés de los aceites esenciales y cómo utilizarlos para este fin.

- **Meditación**. Siéntate en la postura del loto y simplemente respira y observa como entra y sale el aire de tus pulmones, es una gran terapia que te hará conectar con el ahora, en donde no puede existir estrés. El estrés sólo existe en el pasado y en el futuro. A esta técnica le dedico un capítulo en exclusiva en este libro. Aprende a aquietar tu mente y te cambiará la vida.

- **La correcta respiración.** Haz el ejercicio de respiración que te he propuesto, conecta con tu respiración a lo largo del día, es un paso fundamental para rebajar tu nivel de estrés, para mantener tu organismo limpio de toxinas y para ganar vitalidad.

- **Si necesitas llorar, llora**. Nunca reprimas las lágrimas. El llanto es un excelente liberador de emociones.

- **Ríete.** Aunque te veas forzado, inténtalo. Pon una película que sabes que te hace reír, pon algún video de gente riendo: la risa es contagiosa y hace que se alivien las rigideces.

- **Introduce rutinas sanas y simples según tu dosha**. Levántate temprano, come a horas regulares, no tomes estimulantes...Las rutinas específicas según tu dosha predominante, las has visto en el capítulo correspondiente.

- **Camina al aire fresco todos los días.** Caminar es un ejercicio saludable que activa todos los sistemas de eliminación del cuerpo, sin generar toxinas.

- **Date un masaje con la frecuencia que te puedas permitir.** El masaje rebaja el nivel de estrés y aumenta tu energía vital.

- **Úntate por las mañanas con aceite vegetal como el de coco, almendras, jojoba o sésamo, antes o después de la ducha.** Conviértelo en un ritual como lavarte los dientes. El aceite de sésamo es un excelente bálsamo depurativo en general.

- **Conecta contigo mismo a diario**. La respiración y los aceites esenciales te van a ayudar.

Aprende que tu mente es un secretor de pensamientos pero que tú no eres tus pensamientos. Observa de qué pensamientos estás nutriendo tus tejidos. Vigila que sean lo más positivos que puedas para estar en paz todos los días.

El objetivo de estas prácticas es conectar con tu alma y restablecer tu energía vital.

El estrés no sólo deja huella en el sistema nervioso, también varía tus células e influye en la regeneración de tejidos.

Si sigues estresado/a envejecerás más rápido y enseguida vas a saber por qué...

¿Sabías que en una situación estresante estás envejeciendo rápidamente?

El estrés acelera el envejecimiento ya que disminuye el bienestar. Los eventos estresantes provocan reacciones emocionales muy marcadas.

Existe una relación directa entre los eventos estresantes y la respuesta inmunitaria que se verá más o menos afectada, según la duración del evento estresante y de su naturaleza, no es lo mismo que el evento sea una exposición en público que una separación, en la que la duración y la intensidad del hecho estresante son diferentes.

De hecho, un estrés agudo de corta duración, estimula la respuesta inmunitaria mientras que el estrés crónico la disminuye, esta es una de las razones por las cuales se favorece el envejecimiento.

Existen " marcadores" como los telómeros para evaluar el envejecimiento de las células inmunitarias.

Los telómeros se encuentran en el extremo de los cromosomas y su función principal es la división celular. En cada división celular, estos telómeros se acortan y si la célula ya es muy corta no se puede dividir más y se convierten en inactivos. Con la edad tienden a acortarse y son un valor de mayor o menor envejecimiento celular.

Se ha demostrado que el estrés crónico favorece el acortamiento de estos telómeros. Se desarrolló un estudio de seguimiento a 239 participantes durante 1 año, todas mujeres en periodo post-menopaúsico, no fumadoras y con buena salud.

Se estudiaron los efectos de eventos estresantes sobre la longitud de los telómeros durante un corto período de tiempo y estudiaron también los eventos "sanos" como la actividad física, alimentación, sueño... que podrían atenuar este efecto.

Los resultados mostraron que la acumulación de eventos estresantes a lo largo del año de estudio provocaba una disminución muy significativa del largo de los telómeros, este efecto era atenuado por los comportamientos "sanos"

Las mujeres que llevan un modo de vida más sano parecen más protegidas de los efectos del estrés sobre la longitud de los telómeros (Puteramn. E...)

La ingesta de ácidos grasos esenciales omega 3 y omega 6 juega un papel esencial en la longitud de los telómeros. Investigadores americanos han concluído que quien tiene más cantidad de Omega-6 en sangre que de omega-3 tenían los telómeros más cortos. **Los omega 3 no solo disminuyen el tamaño sino que tienen la capacidad de alargar estos telómeros.(Kiecolt- Glaser)**

La principal fuente de Omega 3 se encuentra en las plantas: frutas, frutos secos y semillas. El aceite de lino es el que más cantidad contiene, seguido del de nueces y germen de trigo.

Por este motivo la aplicación de aceites vegetales en la piel es tan beneficiosa. Eso sí, deben ser de primera presión en frío.

Las semillas de lino, de chía, tahín y las nueces son fuentes extraordinarias de omega 3. Los alimentos de origen animal recomendados son: pescado azul, yema de huevo y marisco.

Bien sea por motivos puramente estéticos o para mantener tu salud, el estrés es un agente que está envejeciendo tu organismo y que te impide estar vital y plenamente sano y feliz.

Ya tienes herramientas suficientes para combatir este estrés pero los aceites esenciales se merecen un capítulo aparte por todas las aplicaciones que tienen y los diferentes tipos que realizan esta acción antiestrés.

La ventaja de los aceites esenciales como terapia antiestrés consiste en que pueden ser una técnica en sí misma para tratarlo y pueden actuar como complementarios a cualquier otro tratamiento que realices. Sea como sea van a potenciar y acelerar los efectos beneficiosos sobre el organismo. Veamos cómo...

AROMATERAPIA PARA GESTIONAR EL ESTRÉS

Esta aplicación es la más conocida dentro de la Aromaterapia. Quién no ha oído hablar de que la lavanda relaja y que la mandarina te sienta bien…

Yo en cualquier tratamiento o alteración incluyo un protocolo antiestrés con aceites esenciales porque disminuyendo tu nivel de estrés, mejora cualquier alteración que presentes. El organismo tiene más energía vital para acceder a todos los mecanismos de auto- regulación de los que dispone cuando el nivel de estrés disminuye.

Haz los rituales que propongo en "Tu pasaporte aromático" ya que verás cambios espectaculares en tu energía.

La Aromaterapia vía olfativa es la mejor manera de reducir el nivel de estrés, recuerda el capítulo del libro anterior en el que explico minuciosamente cómo funciona el sentido del olfato. Sacando como conclusión que, a través de la nariz penetran las sustancias volátiles que forman los aceites esenciales hasta el sistema límbico y provocan una respuesta emocional para, a continuación, proseguir el viaje hasta el hipotálamo y la hipófisis, inhibiendo o estimulando la producción de neurotransmisores y/o hormonas según necesite tu organismo.

De todas maneras, repasa el capítulo del olfato de "Tu Pasaporte aromático" para conocer más en detalle este proceso.

Los aceites esenciales que propongo no son los únicos que existen para regular el nivel de estrés. Son los aceites con los que yo estoy más acostumbrada a trabajar con este fin y que dependiendo del origen del estrés utilizo unos u otros como voy a explicar a continuación.

Las fichas completas de los aceites las tienes en **"Guía de Aceites esenciales"** y alguno de ellos también se encuentra en **"Tu año aromático"** por si quieres conocer todos los datos sobre cada aceite. Aquí simplemente te voy a describir para qué tipo de estrés utilizo cada uno.

- **Lavanda (Lavanda Angustifolia, vera u officinalis).** Cuando hay problemas de insomnio y ansiedad, lo asocio a la mandarina para estos casos. Muy recomendable en niños. Aplica dos veces al día, 3 gotas vía cutánea en el plexo solar y/o cardíaco junto con una cucharada de aceite vegetal y date un baño relajante con sales y añade 5 gotas de lavanda + 5 gotas de mandarina antes de dormir cuando te cueste conciliar el sueño.

También utilizo lavanda cuando hay ausencia física o afectiva de la madre o la persona tiene esta percepción.

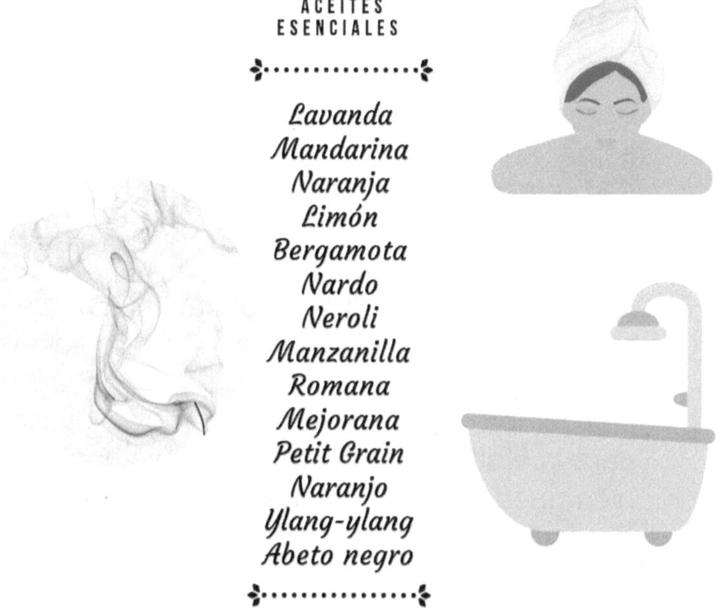

- **Mandarina (Citrus reticulata).** Para niños hiperactivos y que les cuesta conciliar el sueño. Lo combino con la lavanda para estos casos. También me gusta dar una sinergia de varios cítricos cuando hay estrés por falta de ganas de vivir en personas adultas.

- **Naranja (Citrus sinensis).** En sinergia de cítricos para cuando existen pocas ganas de vivir y para los mismos casos que la mandarina pero cuando trato a un adulto. La mandarina es más recomendable para niños y la naranja para adultos.

- **Limón (citrus limon).** Lo utilizo cuando hay un exceso de energía Pitta o fuego. Cuando la persona fuma, bebe o se alimenta con tóxicos. Cuando hay una necesidad de depuración física y mental. Cuando la emoción predominante de la persona es el enfado, la ira o el resentimiento. En difusión, vía cutánea y en bañera.

- **Bergamota (citrus bergamia).** Lo utilizo sólo vía aérea, nunca sobre la piel. En casos de ansiedad y falta de seguridad en uno mismo. Cuando necesitas reforzar el tercer chakra. Cuando todo te da vergüenza porque crees que se te va a cuestionar. La bergamota ayuda también a aceptar en momentos difíciles, cuando solo ves sombra cuando no ves nada de luz. Ayuda a hacer comprender que es necesario la dualidad para la vida y que una época de sombras también puede ser una bendición si la utilizas para conocerte más en profundidad y apoyarte más.

Dice **Alain Faniel** que :

"La Bergamota favorece la comunión entre la irresistible levedad del ser y tu alma"

A mi en momentos difíciles me ha ayudado a expandir mi pecho cuando sentía un gran peso en él, me ha ayudado a deshacer nudos en el estómago…La bergamota siempre me ha socorrido.

- **Nardo (nardostachys jatamansi).** Siempre que hay que consolidar la energía cielo-tierra. La conexión del primer con el séptimo chakra. En el libro ***"La guide de l'ofactothérapie"*** de *Guillu-me Hérault, Jean-Charles Sommerard, Cathérine Béhar y Ronald Mary* dicen que

"El nardo es nutrición terrestre que nos invita a releernos a nosotros mismos, permite la expansión cuando falta la fe, nos encauza en los railes y nos conecta con la inmensidad de la vida". Y deja esta pregunta en el aire para que te realices mientras hueles el nardo: ¿Dónde está tu camino si no bajo tus pies?

- **Neroli (citrus aurantium var. amara).** En casos de shock. Una mala noticia, un cambio muy brusco en tu vida, algo que no te esperabas. Aplícate 1 gota de neroli y otra de ylang ylang en el área cardíaca y en las muñecas, 3 veces cada hora durante la primera hora y vete disminuyendo a 1 gota de cada aceite esencial durante cada hora a lo largo del primer día. Esta sinergia y aplicación es válida también si vas a sufrir un cambio aunque sea programado y no repentino: un cambio de trabajo, de residencia, de estado civil. La dosis será de 1 gota de cada aceite esencial en el área cardíaca. También ayuda a curar las heridas físicas y psicológicas cuando ha habido abortos o abusos. En este casos aplicar la misma dosis pero en el área del segundo chakra, entre el ombligo y el pubis.

- **Manzanilla Romana (chamaemelum nobilis).** Calma la impaciencia, la irritabilidad, el insomnio y favorece el equilibrio nervioso. Muy recomendable en personas con el sistema nervioso muy frágil, que se desestabilizan a partir de cualquier problema. También para el estrés producido en el período de menopausia.

- **Mejorana (origanum majorana).** Lo utilizo en personas violentas, que responden al estrés queriendo dañar a ellos mismos o a otros. También en personas muy impulsivas y cuando se está dejando una adicción como la de fumar. En difusión, vía cutánea y en el baño.

- **Petit grain Naranjo (citrus aurantium var amara).** Para insomnio. Utilizo la lavanda y la mandarina o naranja para inducir al sueño y vía olfativa si hay un problema severo de insomnio, doy el petit grain en difusión.

- **Ylang-ylang (cananga odorata).** En caso de shocks, sólo o con el neroli,

- **Abeto negro (picea mariana).** Cuando te causa estrés tomar alguna decisión. Cuando necesitas valentía para afrontar una situación. Para difundir en el ambiente y vía cutánea junto con el ejercicio de respiración.

BAÑERA

AÑADE 5-15 GOTAS A UN PUÑADO DE SAL O DE GEL DE BAÑO Y AÑÁDELO AL AGUA

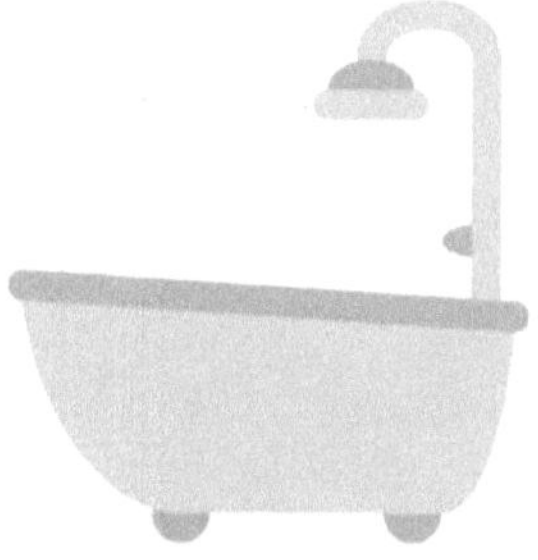

Lavanda
Mandarina
Naranja
Limón
Bergamota
Nardo
Neroli
Manzanilla
Romana
Mejorana
Petit Grain
Naranjo
Ylang-ylang
Abeto negro

Cutánea

AÑADE 5 GOTAS A UN ACEITE BASE O A UNA CREMA Y APLÍCATELO EN LA ZONA DE PECHO PRINCIPALMENTE

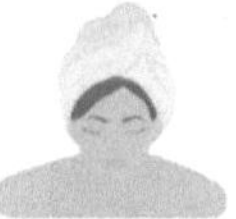

DIFUSIÓN

Añade 5 -15 gotas a un difusor junto con agua para difundir 4-6 horas aproximadamente

Olfato

Añade 1 gota de aceite esencial con 1 gota de aceite vegetal en la cara interna de la muñeca e inspira profundamente

Puedes realizar este protocolo a demanda a lo largo del día, un máximo de 5 veces

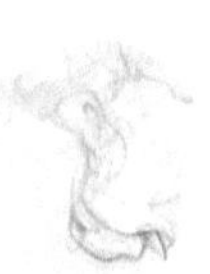

PROTOCOLOS DE DESINTOXICACIÓN

"Los innumerables nombres asociados a las enfermedades realmente no importan. Lo que importa es que todos provienen de la misma causa...¡demasiados tóxicos que provocan terreno ácido en el organismo!"

Dr. Theodor Baroody

La mejor manera de desintoxicar el organismo es, en primer lugar, no intoxicarlo más siguiendo los consejos que te he ido mostrando a lo largo del libro.

Deja que el cuerpo cumpla los ciclos de intoxicación y desintoxicación naturales, respeta los períodos de acción y de reposo del organismo.

La clave está en no llegar nunca a una sobrecarga tóxica que exceda el límite y que el organismo así, no presente síntomas de intoxicación porque está eliminando perfectamente todo aquello que no le sirve ni para nutrirse ni para obtener energía.

Además de las recomendaciones, te conviene desintoxicar tu organismo cada cierto tiempo para mantener limpios los mecanismos de eliminación.

Es de sentido común saber que cada cierto tiempo debes desintoxicar tu organismo para que no acumule tóxicos. Si aún lo dudas, abre el desagüe de tu fregadero y observa lo que pasa con las partículas de comida que están allí almacenadas...

Aunque no consumas tóxicos, lleves una vida equilibrado física, mental y emocionalmente, todas las reacciones de tu organismo generan toxinas y si mantienes a punto los órganos de eliminación no habrá ningún problema porque no estás añadiendo más carga tóxica al terreno. Para mantener estos filtros limpios, hay que depurarlos regularmente.

Si tienes algún problema de salud, debes pedir consejo a un especialista para realizar protocolos de depuración. Aunque no los tengas, te aconsejo que acudas a algún centro en el que se realicen este tipo de técnicas de depuración para realizar un seguimiento profesional personalizado.

Aquí sólo te voy a mostrar pautas semanales y diarias de depuración estándar, pero te recomiendo que un profesional te analice para sacar el máximo provecho a la depuración.

EL MEJOR MÉTODO PARA DESINTOXICAR TU ORGANISMO REGULARMENTE

La Técnica Swedana consiste en un método para inducir a la sudoración mediante un calor-húmedo y que en Ayurveda es fundamental para favorecer la eliminación de toxinas, así como movilizar la circulación sanguínea y linfática.

Es una de las técnicas más saludables y beneficiosas para la salud, la belleza y el bienestar. Si tienes acceso a una, realízate una sesión con tanta asiduidad como puedas y sino siempre te queda el baño turco que realiza la misma función y al que podrás acceder en un gimnasio o piscina a los que acudas regularmente.

¿PARA QUÉ SIRVE LA SWEDANA?

El objetivo principal de esta técnica es dilatar los canales del cuerpo a fin de eliminar las toxinas de todos los tejidos. Cuando los canales se dilatan, se produce el sudor.

Con el aumento de calor y la consiguiente sudoración lograrás:

- **Neutralizar el frío del dosha Vata y Kapha**, o sea disminuye la rigidez y la pesadez del cuerpo, logrando mayor flexibilidad y agilidad. Imprescindible en otoño e invierno.

- **Se provoca una limpieza desde los tejidos más profundos a través de los poros de la piel.** El calor elimina toxinas y materiales de desecho desde el interior. Está muy recomendado después de tratamientos prolongados con medicamentos, si llevas una dieta poco saludable, si estás muy expuesto a la contaminación.

- **En Ayurveda, se considera que las emociones crean toxinas igual que los tóxicos que ingieres.** Por este motivo si estás pasando un momento estresante, un duelo, una separación o emocionalmente no te encuentras estable, la swedana te ayudará a limpiar el organismo.

- **El aumento de la temperatura de la piel, hace que todas las funciones cutáneas mejoren:** regeneración celular, aumento del colágeno y la elastina (proteínas responsables de la tersura de la piel) mejora de hidratación. Por este motivo se complementa muy bien con los tratamientos hidratantes y regeneradores.

- **Efecto exfoliante.** Elimina las células muertas superficiales, resultando un tratamiento recomendado antes de tomar el sol, por ejemplo.

- **Mejora la circulación, por lo que lo puedes complementar con cualquier tratamiento reductor**, anticelulítico, reafirmante...que estés realizando. Activar la eliminación te ayudará a obtener mejores resultados.

- **Elimina el cansancio crónico tanto físico como mental** ya que ayuda a la relajación muscular. Utilízala después de un masaje relajante o descontracturante y tendrás una terapia completa. En este caso puedes añadir aceites esenciales que ayuden a este efecto como por ejemplo la manzanilla romana o el romero cineol.

- **Aumenta la producción de leucocitos o glóbulos blancos**. Como consecuencia aumenta tu sistema inmune y tienes menos probabilidades de padecer enfermedades o si las padeces te recuperarás antes.

Cuando la mente te juegue esta mala pasada, piensa: ¿Me merezco volver a los hábitos que me llevaron a estar intoxicado/a?

No yo me comprometo a estar bien

Recuerda que:

"La definición de locura es hacer lo mismo una y otra vez y esperar resultados diferentes"

Depuración semanal

Un día de la semana consume sólo agua y fruta fresca que hará que tus intestinos eliminen residuos que están adheridos a sus paredes. Permitirás que los órganos digestivos descansen y se favorezca así la eliminación.

Aprovecha este día para relajarte, leer un libro, escuchar música relajante, date un baño con sales, vete a darte un masaje, toma un baño vapor húmedo o swedana, vete al SPA, haz el ritual de Aromaterapia…

No tienes que hacer todos…elige uno de los anteriores cada semana.

Realizando estos simples gestos un día a la semana, está favoreciendo que tu sistema parasimpático entre en acción y que todos los mecanismos de eliminación del cuerpo se activen.

¿Te acuerdas que en "Tu pasaporte aromático" te hable del tiempo horizontal? Pues si realizas este protocolo todas las semanas, al cabo del año serán 52 días de relax, en los que has favorecido los mecanismos de eliminación del cuerpo. Alucinado/a ¿A qué si?

A mí este plan semanal me encaja muy bien, pero hay quien prefiere estar 3 días seguidos al mes con agua y fruta, los resultados en cuanto a desintoxicación son muy similares. Tú eliges.

DEPURACIÓN DIARIA

POR LA MAÑANA

Todos los días al levantarte conviene que **te cepilles la lengua** que es donde se acumulan las toxinas durante la noche.

A continuación tómate 2 vasos de agua templada con limón exprimido y media cucharada de miel. El agua templada limpiará los tóxicos acumulados a lo largo de la noche y el limón es un gran agente alcalinizante del organismo, favoreciendo así la limpieza del terreno de residuos ácidos.

Tómate uno de los zumos propuestos a continuación.

Abre las ventanas y respira aire fresco. Conecta con la respiración y con el frescor de la mañana.

Realiza el ejercicio de respiración descrito anteriormente junto al aceite esencial de Abeto Negro antes de desayunar. Este ejercicio proporcionará más oxigenación a los tejidos y favorecerá tu circulación sanguínea y linfática, mejorando la eliminación de residuos.

Toma una tisana templada depurativa a base de plantas acorde con tu naturaleza para que diariamente ayudes a tus filtros a permanecer limpios.

Tómate 10 minutos al día para estar en silencio, en contacto con tu respiración e inhalando un aceite esencial. Calma el sistema nervioso y activa el sistema parasimpático y tus defensas y tus mecanismos de limpieza propios se activarán.

Escribe en una libreta 10 motivos para estar agradecido en el día de hoy. Siente el agradecimiento.

Date un masaje con el guante de seda antes de ducharte. La piel la debes tener seca. Esta técnica ayurvédica es muy beneficiosa si tu dosha es Kapha, si estás a finales del invierno o primavera o si presentas retención de líquidos o mucosidad. Esta técnica mejora la circulación sanguínea en todos los tejidos del cuerpo y favorece la eliminación de toxinas.

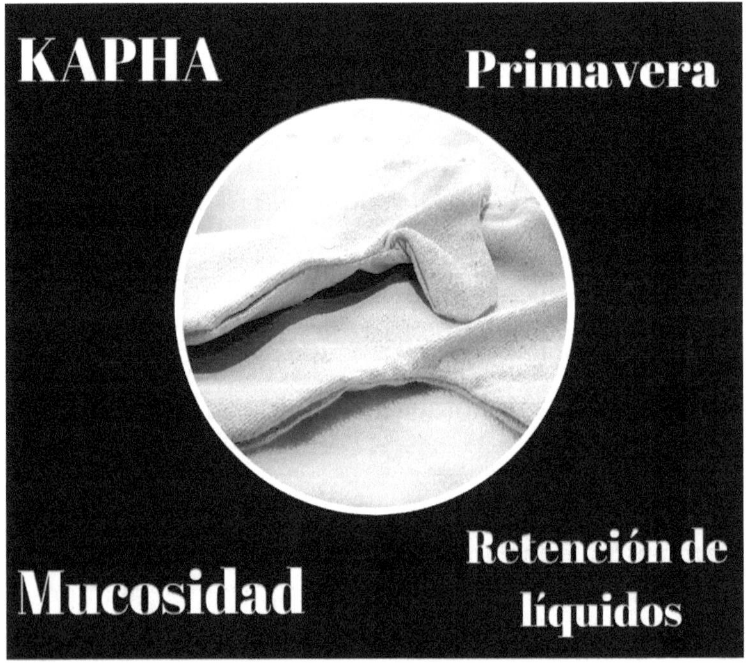

POR LA NOCHE

Cena temprano, antes de las 21h para hacer la digestión correctamente. Una buena opción **es tomar una sopa** depurativa con apio, lemongrass…elige la que más te favorece según tu naturaleza y la época del año en la que estés.

Un paseo de 30 minutos después de cenar, activará tu energía y dejará a tu organismo preparado para el descanso.

Date un baño caliente con sales y entre 5-15 gotas de aceite esencial de lavanda, mejorana, ylang-ylang…selecciona el que equilibre más tu dosha y te guste el aroma.

Si no tienes bañera, date un baño de pies. A través de la planta de los pies se activa la circulación de todo el cuerpo.

Tómate 10 minutos para realizar tu ritual aromático antes de dormir y para entrar en contacto con tu respiración.

ZUMOS DETOX

VERDE

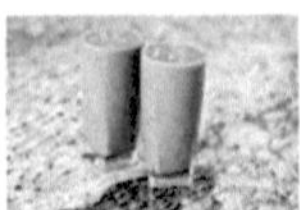

- 1 plátano
- 2 tazas de verduras mixtas (me gusta la col rizada, la acelga y la espinaca)
- 1 vaso de Leche de avena

DETOX

1 kiwi
1 plátano
¼ taza de piña
2 tallos de apio
2 tazas de espinacas
1 taza de agua.

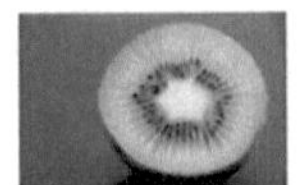

DETOX II

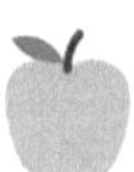

- 1 taza de bayas (como frambuesas, fresas y arándanos)
- 1 manzana grande
- 2 tazas de espinacas
- 1 taza de agua

DETOX III

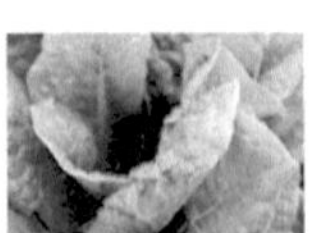

- 1 taza de piña
- 1 plátano
- 1 manzana
- 2 tazas de espinacas
- 1 taza de agua

¿YA SABES POR DÓNDE EMPEZAR?

Ahora mismo te imagino con mucha información en tu cabeza y cómo en los dibujos animados…echando humo por las orejas.

Y preguntándote: ¿por dónde empiezo? o ¿por dónde continúo?

Pues venga vamos a establecer prioridades.

En primer lugar, **realiza el test de dosha para conocer naturaleza predominante.** Si aún no lo has hecho, vete a: www.lavillaromatica.com/test-ayurvedico-personalizado/ o escanéalo aquí:

A continuación, **lee las recomendaciones para tu dosha predominante** y sigue las indicaciones físicas, mentales y emocionales según sea tu naturaleza.

Elimina los tóxicos de tu vida, tanto en alimentación como en cosméticos como en pensamientos…

Persiste persiste y persiste….

Vuelve a hacer el ritual semanal propuesto en "Tu pasaporte Aromático" para testar cómo estás a nivel emocional y energético y si lo necesitas, vuelve hacer un ritual de 40 días que fortalezca tus hábitos y tus rutinas.

Recuerda que esto no es un sprint, es una carrera de fondo para la que tienes por delante la vida entera.

Lo que te propongo en esta trilogía es un modo de vida, es una opción, un camino interior de crecimiento personal que si lo recorres te sentirás más pleno/a de energía y más vital a nivel físico, a nivel energético y a nivel mental.

Se trata de conectar con tu energía interior y eliminar de tu vida todo lo que impide que conectes con ella. Utilizarás la energía y las emociones a tu favor y mantendrás tu físico en forma, cultivando una voluntad de hierro y unos hábitos gracias a los que conseguirás lo que te propongas.

Continúa este maravilloso viaje con "Tu año Aromático" donde encontrarás 12 nuevos rituales con aceites esenciales, uno correspondiente a cada mes del año, en donde aprenderás las claves de cada época del año para mantener la energía plena.

Haz de tu bienestar tu camino de vida y que no te valga nada inferior a sentirte pleno/a física, mental y emocionalmente.

Te espero recorriendo un año de sensaciones aromáticas...

TE VOY A HACER UNA RECOMENDACIÓN MUY ESPECIAL

Al final del libro puedes encontrar la bibliografía de los temas más técnicos que trato en el libro pero hay un libro y una persona que inevitablemente está presente en el libro y en mi vida.

El libro se llama: "La Voz de tu Alma" y la persona es su autor: Laín García Calvo.

Voy a confesar algo aquí que Lain no sabe y es que al principio no encajaba todo lo que él decía con mis ideas, veía sus videos en su canal de YOUTUBE y no acababa de verlos porque mi mente siempre ponía alguna excusa.

Pero en una ocasión me iba de viaje de trabajo un día de Abril e increíblemente para mí, me olvidé de coger un libro para leer en el avión y para leer antes de dormir. Este hábito lo adquirí hace años y me incomoda bastante no cumplirlo.

Y allí estaba yo con mi maleta y sin libro, cuando antes de coger el autobús al aeropuerto ví una librería y entro dispuesta a comprar algún libro interesante.

Y allí estaba " La Voz de tu alma " grandioso, azul… parecía que no había otro libro…lo vi nada más entrar y ya no me lo pensé mucho más. Pensé vamos a ver este chico qué me cuenta.

Yo soy una lectora voraz pero hacía mucho tiempo

que un libro no me removía tantos sentimientos y tantas inquietudes además de entretenerme.

Con " La Voz de tu alma " reí, lloré, me conmovió leer la historia de Lain, me enfadé, saqué conclusiones y tomé decisiones gracias a las cuales estás leyendo ahora este libro.

Al leer el libro comprendí por qué Laín no me caía bien al ver sus vídeos…Mi mente no quería oír toda la sabiduría que transmite porque me sacaba de mi zona de confort y me hacía sentir muy incómoda.

Si sólo pudierais imaginaros la mitad de las bendiciones que trajo esa incomodidad, querríais poneros incómodos ahora mismo.

Laín es mi mentor y una persona a la que admiro por su claridad, su valentía y su entrega.

No viviré las suficientes vidas para agradecerle que un día decidiese escribir " La Voz de tu Alma"

Si todavía no lo has leído, no esperes más. Todo el mundo debería leer una vez en la vida " La Voz de tu Alma"

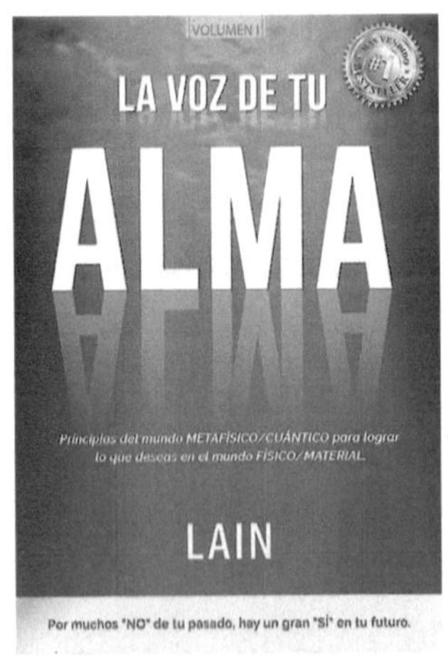

EMPIEZA POR AQUÍ

Como te he indicado a lo largo del libro, " Tu pasaporte Aromático" es donde muestro las bases para que obtengas el bienestar físico, mental y emocional.

Un viaje interior fascinante que recorrerás de la mano de los aceites esenciales que te mostrarán aspectos de ti mismo/a que te ayudarán a crecer por dentro y por fuera.

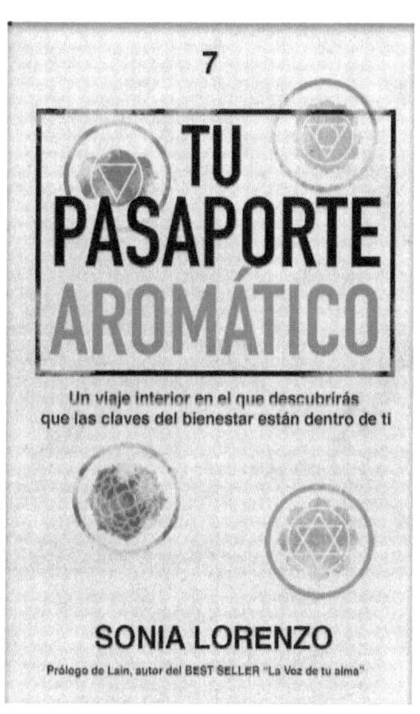

EL TERCER PASO...

No tienes las mismas necesidades en todas las épocas del año.

Tanto los alimentos, como los aromas como las apetencias no son ni parecidas a lo largo de 12 meses.

Para convertirte en un maestro/a de tu energía en " Tu año aromático " descubrirás las claves para sacarle el máximo rendimiento a tu energía en cualquier momento del año.

Cada mes un ritual y recomendaciones generales según tu dosha.

Obtén el bienestar físico, mental y emocional gracias a 12 nuevos rituales aromáticos que harán de este año el mejor de tu vida.

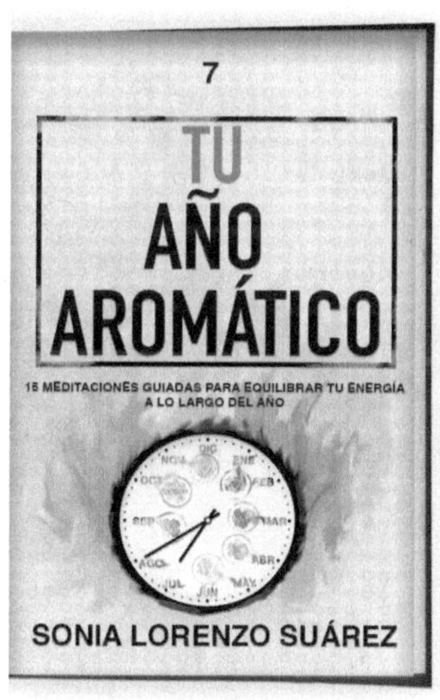

SI AÚN NO LO TIENES....

"Guia de Aceites esenciales"

Es una guía práctica que te muestra 50 aceites esenciales, hidratos y aceites vegetales y más de 150 sinergias para mejorar tu salud y tu bienestar.

www.lavilaromatica.com

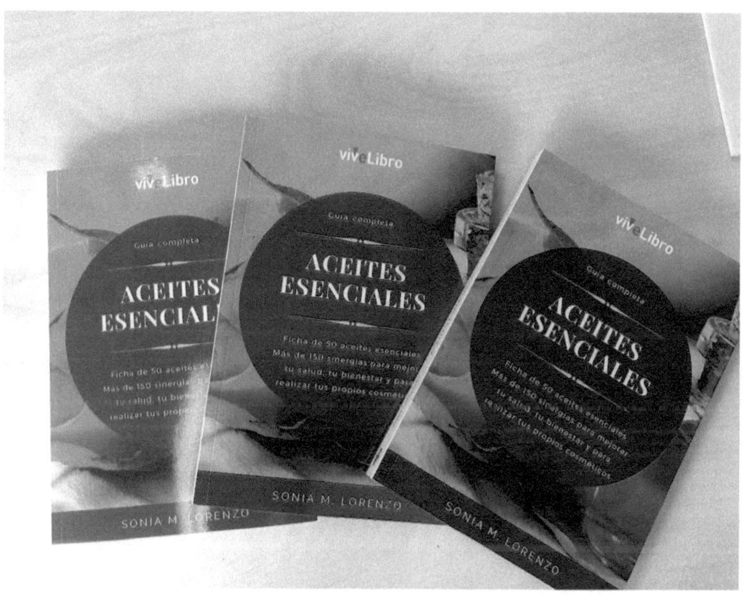

SÍGUEME EN REDES SOCIALES

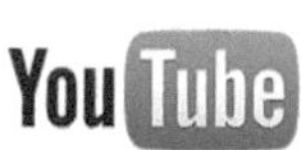

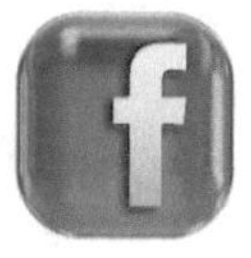